A energia da cura

SAÚDE AO ALCANCE DE TODOS

Editora Appris Ltda.
1.ª Edição - Copyright© 2024 da autora
Direitos de Edição Reservados à Editora Appris Ltda.

Nenhuma parte desta obra poderá ser utilizada indevidamente, sem estar de acordo com a Lei nº 9.610/98. Se incorreções forem encontradas, serão de exclusiva responsabilidade de seus organizadores. Foi realizado o Depósito Legal na Fundação Biblioteca Nacional, de acordo com as Leis nºs 10.994, de 14/12/2004, e 12.192, de 14/01/2010.

Catalogação na Fonte
Elaborado por: Dayanne Leal Souza
Bibliotecária CRB 9/2162

S586e
2024
	Silva, Dalva Regina Santos da
	    A energia da cura: saúde ao alcance de todos / Dalva Regina Santos da Silva. – 1. ed. – Curitiba: Appris, 2024.
	    175 p. : il. color. ; 23 cm.
	
	    Inclui referências.
	    ISBN 978-65-250-6819-0
	
	    1. Energia. 2. Terapia. 3. Cura. I. Silva, Dalva Regina Santos da. II. Título.
	
	                                      CDD – 615.8

Appris
editora

Editora e Livraria Appris Ltda.
Av. Manoel Ribas, 2265 – Mercês
Curitiba/PR – CEP: 80810-002
Tel. (41) 3156 - 4731
www.editoraappris.com.br

Printed in Brazil
Impresso no Brasil

DALVA R. S. SILVA

A energia da cura

SAÚDE AO ALCANCE DE TODOS

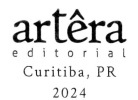

Curitiba, PR
2024

FICHA TÉCNICA

EDITORIAL	Augusto V. de A. Coelho
	Sara C. de Andrade Coelho
COMITÊ EDITORIAL	Marli Caetano
	Andréa Barbosa Gouveia (UFPR)
	Edmeire C. Pereira (UFPR)
	Iraneide da Silva (UFC)
	Jacques de Lima Ferreira (UP)
SUPERVISORA EDITORIAL	Renata C. Lopes
PRODUÇÃO EDITORIAL	Bruna Holmen
REVISÃO	Simone Ceré
DIAGRAMAÇÃO	Bruno Ferreira Nascimento
CAPA	Kananda Ferreira
REVISÃO DE PROVA	Daniela Nazario

Este trabalho é dedicado à Mãe Natureza,
gerada da poeira cósmica pelo sopro Divino.

Agradecimentos

Agradeço às minhas filhas, que abriram um espaço em suas vidas para que eu pudesse me dedicar aos estudos.

A todos os profissionais que fizeram parte do meu processo de aprendizagem, direta ou indiretamente.

Aos amigos que me incentivaram e acreditaram em meu potencial.

*A tarefa mais importante da sua vida não é a de buscar o amor,
mas simplesmente buscar e encontrar todas as barreiras dentro de si mesmo que você
construiu contra ele.*

*O amor não significa encontrar a pessoa perfeita,
mas ver uma pessoa imperfeita de maneira perfeita.*

*O amor é uma força da natureza, um campo magnético que atrai tudo que é positivo
e rejeita o que é negativo. O amor é a base da vida. Sem amor estamos apenas
existindo, não vivendo verdadeiramente. O amor não é um mero sentimento, é a
verdade suprema que reside no coração da criação.*

(Carl G. Jung)

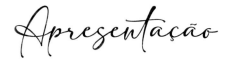

Diz a sabedoria antiga que as coisas mais profundas são as mais simples. Nossa mente, com a tendência a buscar apenas a lógica formal, não consegue penetrar na suprema simplicidade essencial.

O objetivo deste trabalho é ajudar o ser humano a integrar-se novamente ao meio em que vive, descobrindo uma forma fácil e descomplicada de relacionar-se, começando com a expressão. Poderia ter escolhido vários nomes de difícil entendimento, mas de melhor apresentação, porém colocarei apenas *A ENERGIA DE CURA*.

Vamos fazer uma viagem ao nosso interior e conhecer alguns pontos e manifestações da energia que rege e comanda a *VIDA*.

Conhecendo melhor o nosso corpo e suas necessidades, observando o espaço que vivemos como reflexo da energia que movimentamos, poderemos corrigir os problemas desencadeados devido aos nossos hábitos errôneos, gerados pela forma de vida superexcitada. Esses hábitos fizeram com que o homem procurasse, por não querer perder tempo, as formas de tratamento cada vez mais rápidas.

Existem inúmeras técnicas para tratar o ser humano, a diferença básica entre cada uma é a forma de ver a doença. A medicina alternativa objetiva não apenas a cura momentânea, mas definitiva. Essa forma de tratamento interage com o paciente, implicando mudança de hábitos, sugerindo um estilo de vida saudável e uma revisão dos valores e conceitos. Promove uma reforma íntima, esta é, para muitos, a parte mais difícil.

A terapia holística vê o ser humano como um todo, analisando vários aspectos de sua vida, tais como: relacionamentos, alimentação, trabalho e exercícios. Estimula e propicia a todos saberem que possuem capacidade mental, emocional, social e espiritual de curar-se.

Sumário

INTRODUÇÃO 13

CAPÍTULO 1
SISTEMA IMUNOLÓGICO 17

CAPÍTULO 2
BIOENERGÉTICA 23
CONEXÕES 27

CAPÍTULO 3
FISIOGNOMONIA.. 51
PONTOS DE ANÁLISE 54

CAPÍTULO 4
FENG SHUI 63
MANIFESTAÇÕES DA ENERGIA NO AMBIENTE.......... 65
ÁREAS E APLICAÇÕES 68

CAPÍTULO 5
CROMOTERAPIA.. 73
O EFEITO, INDICAÇÕES, CONTRAINDICAÇÕES E TÉCNICAS.......... 77

CAPÍTULO 6
OS CHAKRAS.. 89
DESCRIÇÃO 91
LOCALIZAÇÃO.. 92
SIGNIFICADOS 93
RECOMENDAÇÕES.. 101

CAPÍTULO 7

FITOTERAPIA 105

DESCRIÇÃO 107

LEIS 107

CORRELAÇÕES 108

A COLETA DAS ERVAS.. 115

PREPARAÇÃO DAS ERVAS 116

INDICAÇÃO, EFEITO E APLICAÇÃO DAS ERVAS........... 119

JARDIM MEDICINAL 127

COMO MONTAR UM JARDIM MEDICINAL................... 127

TINTURAS E MACERADOS 133

CAPÍTULO 8

MEDICINA AYURVÉDICA 135

DOSHAS.. 139

TIPOS DE DIETAS 142

CARACTERÍSTICAS 144

ALIMENTAÇÃO ADEQUADA.................................... 147

CAPÍTULO 9

ALIMENTAÇÃO E SEUS NUTRIENTES 149

VITAMINAS.. 152

SAIS MINERAIS 155

COMBINAÇÕES ALIMENTARES 167

CONCLUSÃO... 171

REFERÊNCIAS 175

Introdução

De onde vem a doença? É causada por "venenos" que entram no corpo do homem, devido a sua má alimentação. Derivada do desconhecimento da sua origem e distanciamento da natureza, do desrespeito ao seu corpo, dos vícios mentais e sociais que a humanidade cultivou ao longo dos tempos. Para a Medicina Holística não existem *doenças*, essa palavra só pode ser usada no singular, pois doença e saúde são conceitos singulares que se referem a um estado das pessoas e não a partes ou órgãos. O corpo nunca está só doente ou só saudável, visto que nele se expressam realmente as informações da consciência, que por sua vez as apresenta em manifestações físicas. Quando as várias funções corporais se desenvolvem em conjunto dentro de um determinado equilíbrio, aparece um modelo que sentimos como harmonioso e que por isso recebe o nome de *saúde*. Se uma função falha, compromete a harmonia desse todo integrado, então falamos em *doença*. A perturbação da harmonia acontece na consciência e no âmbito da informação, e se expressa pura e simplesmente no corpo. Disso se conclui que se a consciência de uma pessoa se desequilibra, o fato se torna visível e palpável na forma de sintomas corporais. Por isso é insensatez dizer que partes do corpo estão doentes: só o ser humano pode estar doente. A verdade é que os desequilíbrios que se expressam no corpo físico são os sintomas da doença, assim que as pessoas entenderem a diferença entre doença e sintoma, suas atitudes e formas de abordar a doença se modificarão. Os sintomas nos dão a possibilidade de transmutar a doença e não lutar contra ela. A medicina acadêmica evita cuidadosamente interpretá-los, ou seja, identificar a causa e entender o seu significado. Então os sintomas perdem sua função e significado. Desde que surgiu a chamada medicina moderna e científica, o número de pacientes não diminuiu, havendo sempre um grande número de pessoas doentes, só os sintomas é que mudaram. Um sintoma pode dizer o que ainda falta em nosso caminho da cura verdadeira. Vamos ousar ouvi-los, pois são parceiros muito íntimos e são os únicos que nos conhecem inteiramente, e se transformarão em mestres incorruptíveis para nos orientar. Vamos conhecer o alvo físico principal para tratamento dos sintomas.

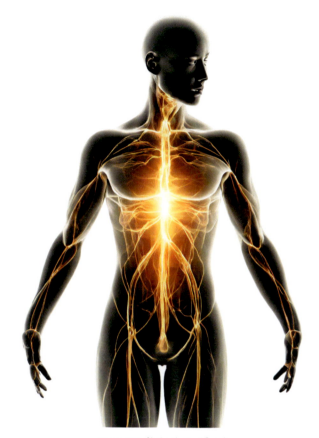

Fonte: Inteligência Artificial

Capítulo 1

Sistema Imunológico

É ele que luta contra as infecções. O fortalecimento deste sistema é feito mediante desintoxicação, tratamento e reeducação. Porém, é importante ressaltar que não basta somente mudarmos nossos condicionamentos alimentares, a reforma íntima da qual falamos refere-se a nossa conscientização; o nosso sistema imune mais importante e que as terapias alternativas visam e analisam "NOSSA MENTE". Esta, bem educada, nos propicia o entendimento das situações que vivemos e porque vivemos, vai modificando aos poucos nossa rotina e nossos hábitos, que tendem a agravar-se com o passar do tempo. Traz a valorização do tempo livre como descanso para o corpo, que, além de relaxar a mente, possibilita um convívio familiar, equilibrando uma das áreas de atuação: a do relacionamento.

Nosso corpo precisa de uma alimentação adequada, de acordo com o tipo físico e suas atividades, para aumentar suas defesas não só físicas, mas favorecer a mente; um corpo cansado não pensa, MENTE SÃ EM CORPO SÃO.

Os sistemas que o nosso corpo possui são:

- Sistema Circulatório.
- Sistema Respiratório.
- Sistema Nervoso.
- Sistema Endócrino.
- Sistema Reprodutor.
- Sistema Urinário.
- Sistema Digestivo.
- Sistema Imune – Linfático.
- Sistema Muscular e Esquelético.
- Olhos, ouvidos, nariz, garganta e boca.
- Pele, maior órgão do corpo humano; e cabelo.

Para começar a avaliação do paciente é fundamental que se faça uma ficha que contenha todas as informações possíveis, observar o comportamento e fatores como: estados alérgicos (devem ser avaliados com cautela); a todas as pacientes, não importando a idade, deve ser perguntada a data da última menstruação, pois há pontos, ervas e muitos óleos aromáticos, como arruda, tomilho etc., que provocam contração uterina e variações na pressão arterial; ferimentos; cirurgias; uso abusivo de antibióticos, drogas; moléstias digestivas; alimentação precária; poluição; estresse; e problemas genéticos. Todos esses fatores prejudicam e influenciam o sistema imune, ele é responsável pelo transporte dos excessos de fluidos e outras partículas que existem em nosso organismo. A observação mediante algumas técnicas que vamos conhecer ajuda o terapeuta a obter um diagnóstico mais preciso.

Um bom relacionamento entre terapeuta e paciente facilita o diagnóstico. Deixar o paciente extremamente à vontade, evitando comentários, ajuda a liberar emoções e sentimentos que bloqueiam ou acumulam a energia em determinados pontos que causam os desequilíbrios. A sutileza e o bom relacionamento com o paciente são importantes para o tratamento, mas para evitar equívocos, principalmente quando algum problema relaciona-se com o lado afetivo, melhor não estreitar laços. A imparcialidade terapêutica é tão importante quanto qualquer outra técnica para o bom desenvolvimento e resultado mais rápido do tratamento.

A pessoa que estiver à procura deste tipo de terapia deve ser informada de que o objetivo desta medicina é encorajar o corpo a trabalhar em benefício próprio, e que é muito comum que ao começar a terapia o corpo apresente algumas alterações orgânicas devido à desintoxicação; não são efeitos colaterais, são reações do organismo, que começa a trabalhar para restaurar as alterações da saúde, que podem ser agudas ou crônicas. Essas reações revelam um ativo esforço da energia vital para restabelecer a normalidade orgânica alterada ou perdida por uma vida antinatural. Elas constituem uma crise curativa que, se é favorecida e não sufocada, restabelece a harmonia do corpo, as doenças agudas são próprias da infância. No caso de ser um estado crônico, o organismo convive com ele e seu desarranjo funcional porque carece de energia vital para operar uma crise curativa, isto é, um processo agudo de purificação. Esses males predominam na velhice e nos indivíduos debilitados por desnutrição e intoxicação ou tratamento medicamentoso. A medicina sintomática que se pratica como ciência oficial, é anticientífica, porque desconhece o fato de que, estando o nosso corpo regido por LEIS IMUTÁVEIS, as suas reações naturais levam-no sempre a atuar em sua própria defesa. Combater diretamente essas reações manifestadas no sintoma É DESARMAR A NATUREZA E OBRIGAR O ORGANISMO A CONVIVER COM OS SEUS PRÓPRIOS INIMIGOS. Não é de se estranhar, pois, que suprimindo os sintomas com drogas calmantes, as doenças agudas, sempre curáveis, se tornem em sintomas crônicos incuráveis por esses meios. O aumento da temperatura é um sintoma que deve ser avaliado com atenção, é a conhecida *febre.*

O que é a febre? A febre é resultado de um desequilíbrio energético causado por células em distúrbio, elas entram em atrito apresentando grande quantidade de calor e grande consumo de oxigênio. Essas células subvertidas e desordenadas produzem certos sedimentos ou dejetos a que a Quimioterapia chama micróbios, vírus, bacilos ou bactérias, os quais tenta destruir com grande quantidade de potentes ANTIBIÓTICOS – substância produzida por seres vivos ou mesmo por síntese, capaz de impedir o crescimento de microrganismos ou de matá-los. O Dr. J. Ferraz afirma ainda que os antibióticos apenas destroem as células, terreno ou meio orgânico onde se verifica o distúrbio. A nutrição antinatural, inadequada, exigindo um excessivo e prolongado trabalho aos órgãos correspondentes, é a causa de febre interna, com desequilíbrio térmico do corpo que favorece as putrefações intestinais, as quais, além de desnutrirem, impurificam o sangue, diminuindo a sua energia vital e originando as várias anormalidades que erradamente se classificam como doenças diversas, que são, pois, qualquer que seja o seu nome ou manifestação, sempre constituídas por alteração, maior ou menor, das funções de nutrição e eliminação, causada por febre interna do ventre. Compreende-se então que tanto o ponto de partida como o laboratório que origina e mantém toda a doença estão no ventre.

As terapias alternativas agem de uma forma mais lenta porque reeducam e fortalecem o organismo, impedindo o conflito entre as células que favorecem a proliferação das bactérias. Ainda nos dias de hoje muitos profissionais da área da saúde acham que as doenças são causadas pelos micróbios, vírus ou bacilos. Um sábio Naturalista chileno disse que o mundo deveria cuidar da alimentação, pois afirmava que boas digestões e boas eliminações produzem boa saúde. Hipócrates, o pai da medicina, antes de Cristo já dizia:

TEU ALIMENTO SEJA TEU MEDICAMENTO.

Todas as técnicas que vamos conhecer são eficientes e muito bem aceitas, porém precisam de um número determinado de sessões para seu êxito. Nenhum paciente que estiver fazendo tratamento com a Medicina Convencional deverá interromper a medicação sem a orientação dos profissionais que estão responsáveis pelo mesmo. Infelizmente há problemas crônicos que, devido à debilidade do organismo, necessitam de um efeito mais rápido, por meio da medicina convencional, e só após introduzir gradualmente a terapia mais adequada. Há casos em que esse tipo de tratamento servirá apenas como atenuante para evitar que o efeito colateral dos medicamentos químicos continuem a causar danos aos órgãos enfraquecidos.

IMPORTANTE: o tratamento alternativo destina-se não só às consequências, mas às causas, às raízes que muitas vezes não estão sequer ligadas a nossa constituição física, mas ao que poderíamos chamar de "Absorção de Energia", muito comum nos casos de alergia, obesidade, otite, bronquite etc., reflexos dos hábitos vividos por nossos pais, comuns nas crianças e jovens de hoje.

O conhecimento das formas de terapia e a observação de como e onde atuam em nosso organismo, ajudam na escolha adequada às nossas condições e necessidades, melhorando a atividade física e mental.

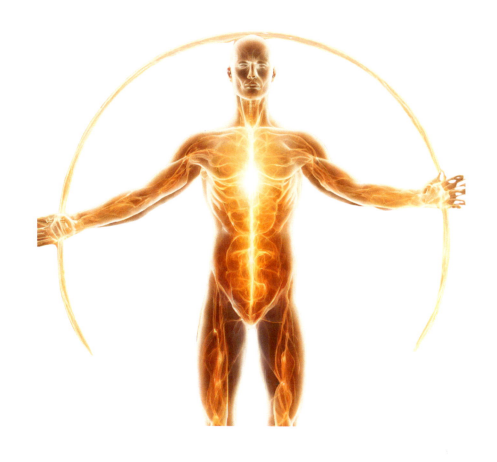

Capítulo 2
Bioenergética

O que é Bioenergética?

É uma forma ocidental de trabalhar a energia. Conhecida desde antes de Cristo, há várias denominações dependendo dos costumes e crenças de cada povo e região.

Bio = Vida e Energia = Vigor conhecido por Força Vital, ou Prana, como é chamada pelos yogues. Vejamos as inúmeras denominações: Bioplásmica, organe, Força Ódica, Mana, Munia, Chi ou Ki, Fluído Vital, Força X, Energia Biocósmica, Vis Medicatrix Naturae (Força Vital da Natureza). Não é uma força particular, mas a união de todas as energias que envolvem a matéria, calor, eletricidade, luz e gravidade. Bem compreendida na física, onde verificamos que a origem da matéria começa com elétrons e prótons, duas polaridades que formam um átomo. Os orientais a chamam de *yin* e *yang*. Essas polaridades com seus aspectos e suas respectivas correspondências são observadas em todas as técnicas de harmonização tanto do ser humano como dos ambientes, dos animais, vegetais e minerais.

O sistema ocidental vê o ser humano sob dois aspectos: mental e físico, e as doenças a princípio eram vistas como físicas ou psicossomáticas e com o passar do tempo os estudiosos estão chegando à conclusão de que são ocasionadas também pelo desequilíbrio das emoções. Nesse sistema o corpo humano é visto como corpo eletromagnético que se divide em polaridades + e - e quatro elementos: terra, fogo, água e ar.

O sistema oriental vê o ser humano do ponto de vista físico, mental mas também emocional e espiritual, dando importância da mesma forma a todos os aspectos. Há um mapeamento em canais de energias e polaridades específicas. O oriental também respeita o meio como agente que produz a saúde ou não.

Em todas as técnicas utilizadas o princípio é o mesmo, pois a harmonização e a cura se darão com o equilíbrio das energias.

Agora acompanhe as especificações de cada polaridade:		Na visão oriental cada órgão contém uma emoção:
YIN	YANG	Pulmões: aflição, ansiedades e sustos.
terra/lua	sol	Coração: desordenamentos energéticos.
mulher	homem	Baço e pâncreas: melancolia, tristeza e rejeição.
noite/sombra	dia/luz	Fígado: raiva, ciúme e inveja.
água	fogo	Rins e bexiga: medos e inseguranças.
espírito	matéria	Estômago: rancor, rejeição e mágoa.
frio/inverno	calor/verão	Intestinos: onde guardamos as emoções.
azul/verde	vermelho/amarelo	Genitais: sexualidade.
passivo	ativo	Alto das costas: responsabilidades.
espaço	tempo	Área das escápulas: opressão.
profundo	superficial	Da cintura para baixo: meu oculto.
interno	externo	Joelhos: assumição.
repouso	trabalho	Pés: minhas bases.
leve	pesado	Pernas: minhas colunas, como caminho pela vida.
retração	extração	Pescoço: como me proponho a ser e não consigo.
inspiração	expiração	Pelos e cabelos: minhas antenas.
dilatação	contração	
centrífugo	centrípeto	
úmido/líquido	seco/sólido	
ácido	alcalino	
elétron	próton	
inércia	dinamismo	
condensação	evaporação	
silêncio	ruído	
vegetal	*anima*	
verduras	cereais	
doce	salgado	
picante	amargo	
multiplicidade	unidade	

CONEXÕES

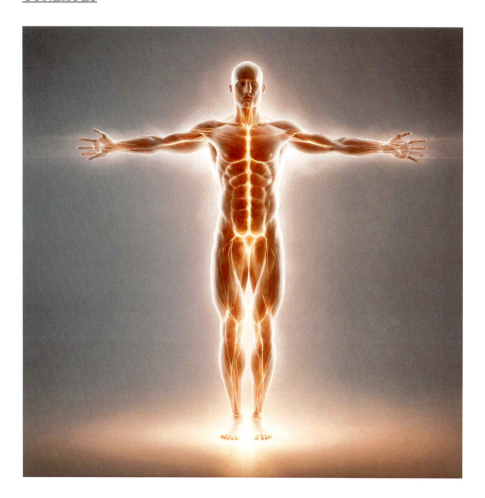

CONEXÃO ENTRE CORPO E MENTE: DA CABEÇA AOS PÉS

Se prestamos atenção a todas as chamadas doenças físicas de que padecemos, em geral não costumamos encontrar sentido nelas. Mas se entendemos que o corpo está tentando transmitir-nos uma mensagem e aprendemos a linguagem que ele utiliza, descobrimos um significado.

O corpo reflete claramente os desequilíbrios de energia que se produzem no interior de nosso ser, quando não reconhecemos o que acontece no terreno psicológico ou emocional, quando estamos cegos diante de nossas próprias atitudes e comportamento, essa energia encontra outra maneira de chamar nossa atenção. O incômodo físico é o último recurso. Quando surgem os problemas de saúde, é o momento de prestar atenção à advertência de nosso organismo. Cada um de nós tem sua própria maneira de expressar sua reação psicossomática, já que todos temos nossos problemas específicos.

Assim, por exemplo, uma transpiração excessiva nos pés pode representar uma liberação de velhas emoções, mas também pode manifestar simplesmente um excesso de emoção que não foi admitido interiormente. Abrindo caminho no estudo da relação psicossomática, podemos alcançar uma maior compreensão da linguagem corporal.

LADO ESQUERDO E DIREITO

Entre os lados do corpo, existem algumas diferenças muito importantes. Os lados do corpo representam os dois hemisférios do cérebro e cada um é responsável por funções muito díspares.

O lado direito:

O lado esquerdo do cérebro controla efetivamente o lado direito do corpo. Essa parte de nosso ser, tanto no homem como na mulher, representa a natureza masculina; intelectual, agressiva e afirmativa, aquela que se enfrenta com a realidade quotidiana, com as questões práticas e relativas ao trabalho; é autoritária, lógica e racional. Também recebe o nome de natureza *yang*, a parte de nosso ser que se utiliza com maior frequência.

Reflete nossa relação com a própria natureza masculina, seja no plano interno, no mundo das relações sociais ou com respeito às figuras masculinas presentes na nossa vida, como o pai, um filho, o esposo ou o namorado.

Nos homens os problemas nessa parte do corpo podem representar um conflito de competência ou de masculinidade. Nas mulheres podem refletir dificuldades em assumir uma profissão e integrar uma natureza mais masculina, mais afirmativa, no estereótipo do feminino.

O lado esquerdo:

Se relaciona com o lado direito do cérebro, representa o princípio feminino ou energia *yin*. Aqui reside o caráter criativo e artístico, expressa qualidades como a finura, a receptividade, a irracionalidade e a intuição. É o lado com que muitas pessoas perderam o contato ou não sabem como o expressar. Representa a relação com a natureza feminina, tanto em nosso interior como em relação aos demais.

No homem, os problemas físicos no lado esquerdo podem indicar conflito relacionado com cuidado, proteção, capacidade para chorar ou consolar. Podem revelar dificuldades para receber, sobretudo, amor ou descargas emocionais. Nas mulheres podem indicar confusão na forma de expressar sua feminilidade, o conflito pelo fato de ser mulher e satisfazer as expectativas de como deveria ser uma mulher.

Em ambos os sexos pode haver referência direta nas relações com mulheres, mãe, filha, esposa ou namorada.

A CABEÇA

A cabeça é o centro de percepção, pensamento, abstração, sensação e experimentação. Aqui residem nossos poderes mentais, nosso sistema de controle de todo corpo, assim como os aspectos mais abstratos e espirituais de nosso ser. Qualquer problema na cabeça tem a ver invariavelmente com nossa relação com o abstrato, com a desvinculação, com respeito ao corpo ou um conflito entre experiência e expressão. Se temos dor de cabeça, é porque as artérias da cabeça se estrangularam e aceleraram o pulso sanguíneo. O sangue transporta nossos sentimentos relacionados com o amor e aceitação, assim como os opostos: ódio, raiva e rejeição. Através das artérias e das veias, damos e recebemos amor. A dor de cabeça, portanto, pode indicar uma incapacidade para expressar ou receber tais sentimentos. De uma maneira muito simples, pode originar-se uma separação na relação psicossomática: o corpo experimenta uma coisa e a cabeça outra e somos incapazes de conciliar ambos. A dor de cabeça com aumento da tensão nervosa e da pressão sanguínea é devida à tensão e a pressão que nós mesmos nos impomos neste processo.

O ROSTO

É pelo rosto que as pessoas emitirão juízos e se formarão impressões sobre quem somos, por meio dele comunicamos não só nosso aspecto físico externo, mas também nosso próprio interior, se temos um caráter fechado ou aberto, se estamos desejosos de compartilhar, se somos dignos de confiança ou somos falsos e maliciosos, se estamos felizes ou cheios de tristeza. O rosto é a máscara com a qual podemos esconder-nos ou a expressão aberta de nossa natureza interior. O rosto de um ser iluminado é inconfundível, pois não oculta nada, simplesmente irradia paz interior. O rosto de uma pessoa atormentada e deprimida apresenta rugas e se mostra hermético e sombrio. Um sentimento de incompetência, de inadequação, de irritação consigo mesmo, de crítica, de autoaversão, ou a impressão de desamor podem ser a causa de alterações na cútis; porquanto esta expressa um estado pessoal de confusão interior. A pele é energia mental e uma mancha ou uma imperfeição, por consequência, demonstram irritação mental. A pele voltará a estar limpa quando a angústia interior desaparecer.

A acne é uma manifestação da raiva, ressentimento e medo, tudo isso inter-relacionado para encontrar e estabelecer a própria identidade, para sermos aceitos e amados como somos. A acne pode dificultar ainda mais esta autodescoberta, pois pode originar inibição e vergonha. Pode ser um modo de fugir do contato com os demais, um contato que, embora tenhamos necessidade dele, nos inspira temor. Indica que estamos sendo criticados e que escondemos sob a pele, algo que cria negatividade.

OS OLHOS

Constituem uma profunda expressão de nosso ser interno, o meio pelo qual é possível ler, entender, expressar e compartilhar tantas coisas. É neles que ocorre o contato e quando isso acontece, é muito difícil ocultar nossa realidade interior. Se os olhos são inexpressivos ou distantes, passam uma sensação de grande vazio interior; se brilham e estão cheios de vida, podemos sentir a alegria interior que emanam. Com os olhos, aceitamos ou rechaçamos, acariciamos ou ferimos.

Os problemas de visão estão invariavelmente ligados à própria interpretação do mundo. As pessoas míopes tendem a ver só o que encontram a sua frente e têm dificuldades para distinguir uma imagem mais ampla. Também lhes custa projetar-se, pois geralmente são tímidas e introvertidas. As pessoas com problemas de hipermetropia têm dificuldade com a realidade imediata, a que está mais próxima. São os extrovertidos e aventureiros, que com frequência perderam contato com seus sentimentos ou se sentem temerosos do que pode ocorrer no presente. A visão deficiente pode se apresentar por não aceitar a realidade tal como ela é, quando nossa realidade interior não se encaixa com a realidade exterior.

A tensão e o stress desempenham também um papel importante em nossa visão, pois tais estados distorcem a visão pessoal de como são as coisas na realidade. Os transtornos visuais podem também ser um reflexo de como nos vemos. Por exemplo: demasiado humildes ou muito fáceis de intimidar. Para evitar qualquer tipo de confronto desviamos o olhar ou desenvolvemos um problema visual para ter que usar óculos. O olho esquerdo representa o aspecto interno do próprio ser, emotivo e intuitivo; o olho direito é o que se relaciona com as situações mundanas, pois representa nossas energias mais agressivas e positivas.

Os olhos estão conectados com o chakra do terceiro olho; daí a importância na função de "ver" tanto física como metafisicamente.

OS OUVIDOS

Pelos ouvidos percebemos nossa realidade sonora para logo nos situarmos com relação a essa impressão. Quando não estamos contentes com o que ouvimos, retiramos energia dessa zona ou desconectamos a função auditiva. Quando falamos com os anciãos, logo percebemos que, quando querem, podem ouvir perfeitamente, mas ficam surdos quando há algo que não desejam ouvir.

A perda de audição ou dor de ouvido podem ser produto de uma crítica excessiva à nossa pessoa, tanto por parte dos demais como de nós mesmos. Os ouvidos também são o meio para encontrar o equilíbrio físico e, portanto, o equilíbrio mental e o autocontrole. Quando os ouvidos perdem o sentido do equilíbrio significa que nossa vida também o perdeu ou está fora de controle. Se não reconhecemos o que acontece em nossa vida, os ouvidos nos mostram que devemos encontrar um novo equilíbrio e harmonia. Se só um ouvido deixa de funcionar, seja em sua faculdade de audição como na manutenção do equilíbrio, podemos examinar as qualidades inerentes a este lado e aplicá-las ao que acontece na nossa realidade quotidiana.

O NARIZ

A principal função do nariz consiste em respirar: em combinação com os pulmões, as narinas aspiram o ar para manter-nos vivos. Mas às vezes nos sentimos decepcionados, desiludidos ou impotentes e podemos provocar um forte resfriado que bloqueie os condutos respiratórios na tentativa inconsciente de deter a respiração ou o mecanismo que nos mantém vivos. O resfriado também representa outro aspecto: o desejo de chorar, pois se experimenta sempre que existe frustração ou desespero. Os sintomas são os mesmos, porque tanto um resfriado intenso como o fato de chorar implicam liberação de emoções: a liberação de líquido.

Embora os resfriados sejam contagiosos, vale a pena fixar-se em quem contrai um resfriado e quando isso acontece. Milhões de germes nos atacam a todo momento, mas só em determinadas ocasiões adoecemos por causa deles. O resfriado expressa a necessidade de reconectar com o interior de nós mesmos e o desejo de viver; é uma maneira de liberar as emoções reprimidas. Quando se obstruem as fossas nasais, a causa pode ser um bloqueio mental, uma incapacidade para comunicar ou ir mais além de nosso limitado eu. Odores especiais podem associar-se com lembranças específicas e uma obstrução nasal pode relacionar-se com o bloqueio de uma situação dolorosa.

A BOCA

É o nosso meio de comunicação mais direto. Por meio dela expressamos sentimentos e pensamentos, ingerimos alimentos e iniciamos o processo digestivo. Com a boca beijamos, sorrimos, fazemos caretas, grunhimos, mastigamos e mordemos. Os transtornos nesta área podem se relacionar com dificuldades para provar e digerir a própria realidade, ou talvez com uma falta de alimentação na vida por causa da qual a boca passa fome. Também pode haver um desejo de expressar pensamentos e sentimentos negativos que achamos que não deveríamos expressar e, por consequência, retemos na boca um desejo inconveniente de beijar e amar quando, na realidade, estamos sendo rechaçados. As infecções da boca indicam uma irritação, seja por aquilo que ingerimos ou pelo modo como nos expressamos.

OS DENTES

Os dentes são como uma porta entre nós e o mundo exterior, atuam como um filtro que controla o que entra e o que sai. Eles se ocupam das primeiras impressões com relação ao que nos dispomos a ingerir: a informação que entra, os sentimentos e percepções são separados aqui antes de seguir seu caminho no processo de assimilação. Dessa forma, podemos discriminar o que queremos e o que não queremos e cuspir o inaceitável.

Os dentes cariados podem indicar um desmoronamento deste processo de discriminação, uma incapacidade para avaliar e separar o que entra do que desejamos que entre. Este conflito pode deixar-nos bastante vulneráveis. Significa que aquilo que recebemos tem um efeito irritante em nós. Nas crianças, a cárie está relacionada com problemas familiares ou com o conflito da criança em relação ao que recebe. O sentimento de culpa dos pais os induz a aproximar-se das crianças com doces e chocolates e com isso estimulam a cárie dental. Se os dentes são ineficazes, significa que estamos mastigando coisas que não deveríamos mastigar, coisas difíceis de digerir e integrar.

O PESCOÇO

Pelo pescoço nossos pensamentos, ideias e concepções podem manifestar-se em ações; ao mesmo tempo, os sentimentos internos, principalmente os do coração, podem ser liberados. Atravessar a ponte do pescoço exige o compromisso de estar aqui e participar plenamente da vida; uma falta de compromisso pode provocar uma grave separação entre o corpo e a mente. Pela garganta "tragamos" nossa realidade. Problemas físicos nesta zona podem estar relacionados com uma resistência em aceitar e assumir nossa realidade. Também podem representar o conflito em assumir uma realidade inaceitável como a frustração ou repressão de emoções que procuram se expressar, seja por meio de amor, afeto, dor ou raiva. Se achamos que a expressão dessas emoções é prejudicial ou se tememos as consequências dessa expressão, acumulamos essa energia na garganta. Isso pode ocasionar uma tremenda tensão no pescoço e nas glândulas a ele vinculadas.

O pescoço nos proporciona um meio para ver em todas as direções. Se estiver tenso e rígido, limita os movimentos e, portanto, a visão. Isso implica só estarmos dispostos a ver as coisas dentro do nosso ponto de vista, ou seja, rigidez.

Também representa o sentimento de que temos o direito de estar aqui, de pertencer a este mundo, de que este é nosso lar. A ausência deste sentimento pode minar todo nosso sentido de segurança e presença e provocar um estrangulamento na garganta. Então fica muito difícil engolir e, por consequência, não chega a energia ou o alimento de nossa existência física. Isso propicia uma "síndrome de abandono", ativada por um sentimento de rejeição ou de dano moral. Isso também pode afetar a tireoide, já que se conecta com o sistema respiratório e, portanto, com a inalação do ar que nos mantém vivos.

OS OMBROS

Representam o aspecto mais interno de nossa energia de ação, aquela que expressa como nos sentimos, o que pensamos sobre o que fazemos e como o fazemos, se realmente estamos fazendo o que queremos fazer, se nos tratam como queremos ser tratados. Sobre os ombros carregamos o peso e a responsabilidade do mundo. Neles se encontra a expressão da energia emocional do coração quando se expande pelos braços e mãos. É nos ombros onde se desenvolve a energia mental e é frequente encontrar essa energia emaranhada na zona dos ombros, pois contém muitos desejos reprimidos. Se a tensão se localizar no lado esquerdo, estará relacionada com o aspecto feminino de nossa vida, talvez não expressemos por completo a natureza feminina que reside em nosso interior. Também reflete nossos aspectos receptivos e criativos, assim como a capacidade para expressar os sentimentos internos.

A tensão no lado direito está mais relacionada com o trabalho e o aspecto masculino, a expressão da agressividade ou da autoridade. Trata-se do lado determinante e positivo que assume o controle de todas as responsabilidades da vida. Reflete os sentimentos sobre nossa atividade no mundo e sobre nossas relações com os homens. Uma fratura de ombro implica um nível de conflito muito mais profundo: uma ruptura em nossa energia mais essencial quando a tensão entre o que planejamos ou temos que fazer e o que realmente queremos fazer é demasiado intensa para suportar.

OS BRAÇOS

Com os membros podemos acariciar, segurar, dar ou esconder, tomar, empurrar e proteger nosso coração de alguém que se aproxime. Assim os braços comunicam e expressam nossos sentimentos e atitudes interiores. Esta zona é utilizada como meio de comunicação quando falamos, como no caso em que movemos os braços para expressar melhor o que queremos dizer. Pelos braços recebemos impressões e informações do mundo que nos rodeia. A graça ou a torpeza nesta zona é um reflexo de como nos manejamos e nossas atividades.

Uma dificuldade na afirmação de si mesmo pode observar-se no braço direito porque é este lado que se relaciona predominantemente com o princípio masculino. Um conflito na expressão da gentileza e do amor ativo pode apresentar-se no braço esquerdo, este lado reflete o princípio feminino.

OS BRAÇOS SUPERIORES – esta parte do braço se utiliza para expressar força e poder. A tendência nos homens a hiperdesenvolver estes músculos geralmente coincide com uma resistência em expressar a energia do coração, os aspectos mais ternos, sensíveis e afetivos. Reflete um desejo de entrar em ação de forma agressiva, de mostrar-se mais masculino. Por outro lado, braços superiores hipodesenvolvidos e delgados podem indicar uma timidez na expressão, uma resistência em liberar este fluxo de energia, essa resistência revela também uma debilidade na participação ativa na vida, uma incapacidade para apoderar-se dela.

OS COTOVELOS – podem manifestar dúvida ou conflito sobre a própria capacidade ou competência para realizar algo. Dobramos os cotovelos para dar uma imagem de valentia e poder, fazendo com que os braços pareçam armas. Se os cotovelos estão presos, a faculdade de expressar-se se torna rígida ou até impossível. Se existe algum problema nesta zona, talvez signifique que não nos valorizamos o suficiente.

OS ANTEBRAÇOS – constituem uma zona de ação, por exemplo, quando arregaçamos as mangas para envolver-nos mais numa situação concreta. Uma dificuldade nesta zona pode indicar uma vacilação em expressar uma ação que não nos sentimos à vontade para realizar.

AS MÃOS

As mãos constituem o meio de contato com o ser humano. A qualidade deste contato transmite muita informação acerca de nós: é um meio de comunicação silencioso e profundo. O tato é essencial se queremos sentir-nos emocionalmente seguros, confiados, aceitos e apreciados; as carícias, os braços, o dar-se as mãos são ingredientes fundamentais para uma vida saudável. Sem o tato nos convertemos em seres alienados e inseguros, nos sentimos rejeitados e depreciados.

Um problema nas mãos poderá indicar o anseio de tocar ou ser tocado, mas também o medo de expressá-lo. O tato nos permite sermos abertos e vulneráveis, bem como a possibilidade de contato com o nosso interior. Uma lesão nas mãos pode indicar que resistimos ao tato, que tratamos de evitar uma relação íntima, como uma forma de evitar um confronto com nós mesmos.

AS COSTAS

As costas constituem uma interessante mistura de símbolos e significados. Nelas deixamos tudo aquilo que não queremos ver, o que não desejamos mostrar aos demais. É o lugar onde enterramos todos os sentimentos e experiências que nos causaram danos ou confusão. Como não podemos olhar nossas costas, nos convertemos em avestruzes, convencidos de que os demais também não podem vê-las. E assim nos queixamos de um "peso nas costas", como se tivéssemos feito alguma coisa errada.

Por outro lado, nas costas também se encontra a coluna vertebral, o elemento mais importante de toda a estrutura psicossomática, o pilar que sustenta nosso ser, o cimento sobre o qual se assenta o resto do corpo.

A COLUNA VERTEBRAL – a série de ossos que representam nossa energia interna mais profunda e que corresponde às nossas aspirações mais elevadas, constitui o pilar sobre o qual nos apoiamos. É a coluna vertebral o que nos faz fortes e competentes, ou nos faz parecer "invertebrados". A coluna é a primeira parte do corpo físico que se forma depois da concepção. Representa, portanto, o desejo de encarnar. Também reflete o sistema de chakras e a energia Kundalini, que se origina na base da coluna e se desloca para cima.

ESPALDAR SUPERIOR – é a zona que vai dos ombros até a base das omoplatas. Como ela reflete o desenvolvimento interno e pessoal, os problemas desta área têm a ver com sentimentos ou confusões relativos a si mesmo. Este é o lugar onde podemos expressar o chakra do coração e a energia afetiva por meio dos braços e mãos.

Os músculos contraídos que formam uma couraça no espaldar superior estão frequentemente carregados de raiva que inicialmente se dirigia a si mesmo, mas que logo se projeta para os demais.

A dor e a tensão que se expressam nesta parte da espalda estão conectadas com frustrações e irritações por não fazermos exatamente o que queríamos fazer. Desligamo-nos de nossos verdadeiros desejos internos e os enterramos nas costas, talvez porque eram inaceitáveis ou estavam em conflito com o que se esperava de nós.

ESPALDAR MÉDIO – é a zona do plexo solar, a região lombar, que com tanta frequência parece desequilibrar-se. Quando esta zona funciona bem, somos livres para expressar nossos sentimentos internos externamente e para dar significado a nosso mundo. Quando está bloqueada, indica um conflito nessa expressão, uma retenção de energia que deveria descer livremente, ou um medo de expressar-se. Também poderia tratar-se de uma resistência em deslocar a energia para fora, já que nos sentimos mais seguros quando a guardamos dentro. Esta retenção de energia está relacionada ao desenvolvimento da maturidade e reflete a resistência interna em crescer, a assumir responsabilidades. Isso implica a obrigação de enfrentar-se consigo mesmo e trabalhar aspectos da etapa adulta.

Esta é também a sede do terceiro chakra, que tem a ver com o poder e identidade do eu. A falta de harmonia nesta parte da coluna poderia indicar conflitos de poder, ativados no processo de descoberta de si mesmo e de seu lugar no mundo. Esta energia está estreitamente vinculada a corrupção e manipulação. A superação dessa sedução é o objetivo do caminho espiritual.

ESPALDAR INFERIOR – ainda que se atribuam as dores nas costas ao levantar ou carregar peso, é mais provável que exista uma debilidade nesta área que se manifesta quando a pessoa se submete a uma tensão excessiva. A debilidade consiste numa resistência em amadurecer e crescer no contexto da sociedade e nos relacionamentos.

A PÉLVIS

Esta parte principal da espalda inferior se une com a energia da coluna vertebral e representa o mundo das relações. Os temores e conflitos que têm relação com nossa segurança, com nossos seres queridos, familiares ou amigos se localizam geralmente nesta região. O conflito com a nossa energia sexual se localiza, portanto, na região pélvica, da mesma forma que o medo à sobrevivência ou o medo de perder o terreno que pisamos.

É daqui que saímos ao encontro do mundo e também é aqui que descobrimos a reação do mundo a nosso respeito.

OS PULMÕES

Representam o nosso compromisso em estar no mundo. A inalação de ar supõe nosso "sim" à vida. Os pulmões podem conter, portanto, o temor à vida ou a resistência em entregar-se plenamente a ela. Isso dá lugar à tendência a deixar-se dominar por alguém; se não estamos seguros de querer estar aqui, é fácil que outra pessoa decida por nós. A respiração é vida, mas só utilizamos uma pequena parte de nosso potencial respiratório. Quando aprendemos a respirar plena e profundamente, experimentamos um novo despertar de energia e entusiasmo pela vida. A respiração superficial supõe um modo de interromper essa participação, uma forma de proteger-nos do enfrentamento da realidade.

A ansiedade e o medo, como os que experimentamos em situações que implicam risco de vida, podem desencadear a respiração superficial. Quando temos tosse ou se inflamam os tecidos bronquiais, expressamos uma frustração interna com aquilo que sentimos por nós mesmos. Pode indicar a existência de algo que desejamos eliminar do peito, algo que queremos dizer ou comunicar e que se encontra bloqueado.

Se padecemos de asma, talvez estejamos manifestando um intenso temor à vida independente. Por meio da asma se expressa uma dificuldade em sentir-se à vontade no próprio mundo, como se a terra não fosse o lugar que nos corresponde.

OS SEIOS

O principal símbolo da feminilidade, os seios proporcionam felicidade, angústia, alimento e conforto. As mulheres se atormentam por causa de seus seios e se sentem inseguras, inadequadas e envergonhadas com um seio grande ou pequeno demais. O peito esquerdo representa esta preocupação num nível profundamente pessoal, uma vez que o lado esquerdo representa o princípio feminino, os aspectos mais internos e emocionais. O lado direito reflete os aspectos da feminilidade e a condição da mulher em um mundo masculino e agressivo, o conflito entre o que se espera da mulher e o que esta pode ou quer dar, ou também como vê a si mesma como mulher no mundo.

O câncer de mama se acha estreitamente vinculado aos sentimentos sobre a própria feminilidade, sobre a capacidade para expressar-se como mulher. Está relacionado ainda com o temor ao rechaço alheio, ou com o rechaço a si mesma.

Permitir a plena manifestação da feminilidade não implica necessidade de ter filhos, nem de eleger-se a melhor das mães, nem possuir os seios mais perfeitos. Significa que devemos permitir a emanação das qualidades mais profundas da feminilidade: sabedoria, intuição, amor, compaixão, as qualidades de nutrição e o cuidado. É a aceitação e o amor por nós mesmas, tal como somos, e o conhecimento de que as manifestações externas não são tão importantes como as qualidades internas.

A CAIXA TORÁCICA

As costelas formam um escudo protetor em torno dos aspectos mais vulneráveis e pessoais do ser: o coração e os pulmões. Esses órgãos nos conferem uma vida independente e individual, e as costelas são as sentinelas que protegem nossa vida. Quando fraturam, é sinal de que nos sentimos desprotegidos, frágeis ou vulneráveis a um ataque. Talvez tenhamos perdido nosso senso de segurança ou nos sentimos como se não tivéssemos controle algum sobre nossa própria vida. Nos sentimos vulneráveis a um nível interno muito profundo.

O DIAFRAGMA – um músculo plano e extenso que separa o peito do abdômen, o diafragma atua como uma porta entre as partes inferior e superior de nosso ser. Por ela passam os sentimentos e impressões de cima, que devemos assimilar e digerir, assim como as exigências e inspirações das zonas inferiores que necessitam deslocar-se para cima, para expressar-se. Os problemas no diafragma, como a hérnia de hiato, são um sinal de que este fluxo bidirecional de energia está em conflito. O diafragma está vinculado à respiração, por isso qualquer restrição nesta zona muscular implica que não podemos respirar profundamente, quer dizer, não queremos receber a vida dentro de nós com plenitude. Também se relaciona com a mudança do terceiro para o quarto chakra, da consciência inferior para a superior. À medida que ascendemos, do plexo para o coração, nos deslocamos de um nível coletivo para um nível mais individual de consciência, do egoísmo para o altruísmo. O diafragma tem que estar relaxado e aberto para que este movimento aconteça.

ABDOME

Com o abdome ingressamos na área das relações, portanto qualquer dificuldade nesta zona tem a ver com os conflitos ou bloqueios entre nós mesmos e o mundo em que vivemos, expressados pelas relações que configuram nossa realidade.

Esta é a zona onde recebemos, assimilamos e digerimos a realidade própria, extraímos o que nos interessa e eliminamos o que não queremos, onde retemos ou liberamos os aspectos pessoais. O que absorvemos do exterior proporciona sustentação e energia; podemos utilizar essa energia antes de devolvê-la ao mundo.

Trata-se de um processo contínuo. Mas se aquilo que absorvemos nos causa um desequilíbrio, dor ou indigestão, não receberemos o alimento que necessitamos e ficaremos sem energia. Isto se refere tanto a pensamentos, sentimentos, impressões e informações como em relação ao alimento. Se a realidade é dolorosa e abusiva, crescem as possibilidades de que devolvamos dor e abuso. Se é cálida e afetiva, estaremos bem nutridos e nosso próprio amor e energias criativas terão a liberdade suficiente para expressar-se.

O ESTÔMAGO – representa a mãe, o amor, o afeto, a segurança, a sobrevivência e a recompensa. Substituímos nossa necessidade ou desejo de um desses elementos por comida como uma forma de preencher o vazio de dentro. Nós nos servimos de alimento em lugar de afeto e amor, especialmente em épocas de perda, separação ou morte. Também o utilizamos para diminuir tensões econômicas ou materiais. O consumo de doces é uma forma de satisfazer carências ou a recompensa que os demais não concedem.

A obesidade e a anorexia manifestam, de fato, um estado similar: o de não querer a si mesmo e necessitar, portanto, do estímulo e a afirmação alheios, sem receber a afirmação suficiente para satisfazer essa demanda. A obesidade indica uma perda do controle pessoal, enquanto a anorexia implica um esforço de controle excessivo. É nessa zona onde se assimilam, pela primeira vez, os anseios, desejos insatisfeitos, pressões e conflitos externos. Não é de estranhar que tais fatores possam originar tantos transtornos como indigestão, úlceras ou acidez. Uma zona gástrica rígida e tensa pode indicar uma resistência em deixar passar determinados aspectos, um apego à realidade numa tentativa de prevenir movimentos e mudanças inevitáveis.

OS INTESTINOS – nos intestinos absorvemos as substâncias nutritivas e separamos o bom do mau. Isso supõe um processo de integração e liberação, não só de alimentos mas também de sentimentos, pensamentos e experiências. Se esse processo de liberação se restringe – devido à insegurança, medo e outros fatores –, produz-se uma retenção e, consequentemente, prisão de ventre, úlceras intestinais ou um cólon espástico. Se a eliminação é muito rápida e reduz, portanto, o tempo de integração, pode ocasionar a diarreia.

Os intestinos são o lugar onde retemos aqueles aspectos que temos medo de liberar, onde nossa realidade externa se conecta com a realidade interna e onde eliminamos aquilo que já não desejamos conter dentro.

A constipação é uma retenção, uma contração dos músculos que impede que a eliminação ou liberação aconteça. A personalidade constipada surge quando se preocupa tanto em controlar e dominar que tem dificuldade para ser espontânea. Isso pode ser devido a um medo de perder o controle dos acontecimentos, bem como o medo de expressar a própria natureza criativa. A única forma de combater esse problema é deixar que a vida siga seu próprio curso.

Soltar-se supõe a confiança de que o deixar-se ir é seguro, a confiança de que a vida seguirá seu curso normal e não teremos necessidade de assumir o poder em nossas mãos para que o mundo funcione. Supõe a aprendizagem de como julgar, como expressar-se livremente e como aceitar com tranquilidade tudo o que acontece.

Às vezes a realidade que devemos digerir é desconcertante, ameaçadora ou angustiante. Então podemos sofrer de diarreia, como um animal esvazia seus intestinos quando enfrenta uma situação de risco de vida.

Em tal caso a mensagem nos diz que devemos parar, tomar tempo para escutar e assimilar plenamente uma situação antes de enfrentar a seguinte.

O FÍGADO – este órgão é o que nos administra e conserva a vida. Todo o sangue procedente do estômago e dos intestinos passa pelo fígado, permitindo assim a absorção correta e completa das substâncias nutritivas. Ele absorve e armazena gorduras e proteínas, ao mesmo tempo que ajuda a manter a proporção de açúcar no sangue. É fundamental na desintoxicação dos venenos que atacam o aparato digestivo e desempenha, portanto, um importante papel no sistema imunológico. O fígado é capaz, inclusive, de regenerar seu próprio tecido.

Mas ele pode converter-se também em um depósito para aspectos venenosos de nosso ser, para os pensamentos e sentimentos amargos e ressentidos que tenhamos, mas que não se expressam nem se resolvem. O papel do fígado no sistema imunitário salienta a influência dos pensamentos e o fígado experimenta esta tensão e não é capaz de funcionar plenamente. Isso não só afetará o próprio fígado como também o sangue e os sistemas imunitários e, em consequência, a nossa capacidade de combater as infecções.

O funcionamento do fígado está relacionado à conduta aditiva, tanto a adição de comida como o álcool ou as drogas, uma vez que o fígado está encarregado de eliminar as toxinas do sangue e combater a ingestão excessiva de gorduras e açúcar. A tensão emocional que desencadeia a necessidade de alívio pela adição se localiza aqui, uma vez que essa tensão pode basear-se na raiva e no rancor – para o mundo ou em direções específicas.

Com frequência, as toxinas se ingerem por meio da adição como forma de esconder-se das toxinas já presentes em nosso próprio sistema: ódio, frustração, raiva, incompetência, rejeição de si mesmo, dor, avareza e fome de poder. Graças à ingestão de toxinas externas, escondemos a necessidade de admitir, ou de enfrentar o que existe em nosso interior.

O fígado está estreitamente relacionado com o terceiro chakra, o que centraliza o poder e a própria identidade. Transformando essas qualidades, podemos elevar-nos sobre elas para alcançar os níveis superiores.

A VESÍCULA BILIAR – a função da vesícula biliar consiste na decomposição das gorduras mediante a bílis e comumente está associada à valentia e à coragem, mas também à irritação e à insensibilidade. Bílis é um termo que sugere amargura, algo com um sabor intrínseco muito ácido e amargo. A falta de bílis implica que as gorduras não se dissolvem corretamente, com isso nos sentimos enjoados e indispostos. Daí que os problemas na vesícula podem vincular-se a padrões mentais e emocionais de irritação e amargura em relação a outras pessoas ou a situações de vida que nos transtornam. Estes pensamentos podem coagular-se e endurecer-se, convertendo-se em cálculos biliares cuja eliminação pode tornar-se muito dolorosa. O poder dos pensamentos negativos não deve subestimar-se jamais.

O PÂNCREAS E O BAÇO – embora estes dois órgãos tenham suas funções individuais, ambos participam do processo de secreção e distribuição de insulina. O pâncreas mantém o equilíbrio de açúcar no sangue. Sem ele a proporção de açúcar aumenta e se originam numerosos problemas no sangue, o que pode ocasionar tonturas e debilidade.

A proporção de açúcar no sangue tem a ver, obviamente, com a quantidade de doçura e amor em nossa vida e com o contrário: amargura e ódio. Uma diabete pode indicar que o amor que se recebe é incontrolável e excessivo, até o ponto em que resulta asfixiante ou ameaçador. Isso ocasiona um grande desejo de afeto e amor que contrasta com a incapacidade de saber atuar quando se recebe esse afeto. Também dá lugar à ira ou ao rancor, a culpar os demais pelo nosso próprio medo e confusão internos no momento de confrontar-nos com o amor.

A hipoglicemia indica os mesmos conflitos na expressão e recepção da doçura, mas o conflito deixa um esgotamento e vazio internos. Um baixo nível de açúcar pode ser consequência de havermos dado tanto que não restou nada para darmos a nós mesmos. Pode produzir-se também quando há uma pressão ou tensão excessiva e se gasta o açúcar com maior rapidez do que se repõe.

OS RINS E A BEXIGA – esta parte do sistema corporal está intimamente implicada na limpeza e supressão de emoções negativas (urina). Nesta região da pélvis, essas emoções têm a ver com o eu e os demais, com as relações interpessoais, com a interação com o mundo que nos rodeia.

Os rins estão associados ao medo: medo de uma relação, medo de expressar sentimentos e pensamentos negativos e medo de sobrevivência. Tanto o fato de "combater" e sair ao exterior em busca de respostas e alívio como o de "fugir" e refugiar-se dentro de si mesmo na espera de uma resolução são opções válidas. Os cálculos renais costumam desenvolver-se na espera de uma resolução. Costumam desenvolver-se pela desidratação derivada do processo de cristalização da urina; isso pode ocorrer quando nos apegamos a velhos pensamentos ou atitudes que já deveriam ter sido liberados ou a tristezas passadas (lágrimas) que agora tomam forma. A eliminação propicia a oportunidade de mudança para um novo estado, à medida que nos libertamos do passado. Os rins estão vinculados ao terceiro chakra (a sexualidade e os conflitos sexuais) e portanto aos conflitos de relação, o mesmo que a bexiga. Por isso que os casos de cistites são mais frequentes durante e depois do fim de um relacionamento. Em tais situações emergem invariavelmente emoções negativas que não são expressas, como: orgulho ferido, raiva, medo da solidão, dificuldade de elaborar a perda, rejeição, insegurança no terreno sexual e afetivo. A cistite é uma irritação do sistema urinário, que nos serve para liberar as emoções que já não necessitamos e que causam problemas se as retemos. Ela nos anuncia um armazenamento de emoções negativas que devem ser eliminadas, junto com a necessidade de encontrarmos um terreno próprio e independente que nos sustente.

ÓRGÃOS REPRODUTORES – estão relacionados naturalmente com a sexualidade, com os sentimentos mais íntimos sobre a própria feminilidade ou masculinidade, com a própria aceitação ou rejeição. Aqui reside nossa capacidade de criar uma nova vida e de compartilharmos com outra pessoa por meio do sexo e da procriação. Os problemas nesta zona são uma manifestação de conflitos e confusões internos, dificuldades na comunicação, no ato de compartilhar, em sentir-se à vontade consigo mesmo e com o sexo oposto, em ser livre e capaz de confiar, em ser respeitado e considerado.

Os transtornos sexuais como a impotência ou a frigidez refletem vestígios de uma dor, trauma ou abuso no passado, insegurança, sentimentos de inadequação e fracasso, aversão para consigo mesmo, culpabilidade e negligência. A energia sexual constitui uma das expressões mais poderosas de todo o sistema psicossomático.

Graças a essa energia, podemos dissolver o ego, dar origem a novos conhecimentos e libertação interna. É uma energia que permite a união e fusão de duas pessoas, que liberam, desse modo, seu ego e alcançam uma verdadeira unidade. É uma forma de expressar nossos sentimentos mais profundos de amor e afeto para com o outro. Se houver uso incorreto e abuso da energia sexual, exercício e manipulação do poder com fins perversos, esta energia pode inverter-se e implodir dentro de nós mesmos, já que não consegue encontrar a verdadeira satisfação em sua expressão, originando inúmeros problemas, como as enfermidades de transmissão sexual.

AS PERNAS

Da pélvis, nosso centro motor, as pernas conduzem a energia em movimento até o mundo exterior e graças a elas podemos andar e correr, encontrar um ritmo e um propósito no movimento. As pernas são a base do nosso enraizamento à terra – o lugar onde encontramos apoio e estabilidade. Representam também nossa posição no mundo e, portanto, como nos veem os demais. Pernas débeis costumam indicar uma falta de energia, incapacidade para manter-se de pé por si mesmo e ser forte em seu próprio mundo. Haverá uma tendência a depender dos demais; como nosso movimento é débil e inseguro, buscamos nos demais apoio e motivação. No caso de pernas muito bem desenvolvidas e dotadas de grandes músculos, a energia está tão enraizada na terra que deixa pouca margem para a espontaneidade ou uma mudança de direção. É possível que exista uma tendência a repetir-se, seguir sempre o mesmo caminho ou direção. Também pode haver medo de soltar-se e abrir-se emocionalmente. Se existe alguma dúvida – ou resistência – sobre a direção e o movimento que existem em nossa vida, as pernas procuram deter esse movimento.

OS JOELHOS – representam a capacidade de dobrar-nos, de ceder e sermos espontâneos. Com os joelhos nos ajoelhamos, um ato associado ao reconhecimento ou a uma rendição diante de uma autoridade superior. Um problema físico nos joelhos pode representar o fato de não saber dar-se por vencido, aceitar a situação e render-se a ela. Os joelhos nos dão a flexibilidade, amortecem os golpes que recebemos e também a pressão que temos em cima e embaixo de nós. As articulações tanto conferem a capacidade de mover-se com graça e soltura, como nos imobilizam e produzem um movimento espasmódico e incorreto. Constituem pontos de acumulação de energia e ficam bloqueadas e tensas com facilidade. Quando existe uma resistência ao movimento ou à mudança, uma atitude obstinada em render-se, excesso de orgulho, ou medo de avançar, os joelhos se ressentem do esforço.

OS TORNOZELOS – como os joelhos, os tornozelos são articulações que guardam uma relação imediata com a direção para onde vamos e nossa capacidade de segui-la. São a ponte entre o corpo e os pés, entre em cima e embaixo, entre a mente e a terra. Nesse sentido, se a energia não flui com soltura para o solo, pode acumular-se aqui. Os tornozelos representam também a estrutura mental e espiritual em que nos apoiamos, o conjunto de valores e conceitos em que nos baseamos. Representam quem somos no mundo. Quando o tornozelo cede, todo o corpo desmorona. Uma torção no tornozelo representa um conflito com relação à direção que tomamos, com nossa estrutura interna de apoio. O desejo inconsciente consiste em mudar de direção, em dirigir a própria vida. Um tornozelo fraturado representa este conflito num nível mais profundo, um sério golpe em nossa posição, segurança, propósito e direção no mundo. As torções e fraturas detêm nossa progressão para aceitar por um tempo, um período durante o qual se pode realizar os ajustes necessários e aceitar a situação.

OS PÉS – constituem o meio de contato com a terra e, nesse sentido, nos comunicam com o mundo. São aquela parte do corpo que primeiro se move adiante, assim como a que mais avança, a que mais se estende para fora. Representam nosso passo sobre a terra.

Se caminharmos com ambos os pés virados para fora, é possível que exista certa confusão sobre o destino; se os pés estão orientados para dentro pode ser que isso signifique que não está clara a direção onde vamos. Os pés são as plataformas sobre as quais descansamos, a parte do corpo que nos sustenta e sobre a qual mantemos o equilíbrio, assim como os instigadores do movimento. A falta de equilíbrio nos pés desequilibra o resto do corpo.

Pés planos indicam que não temos limites, que não há separação entre o interior e o exterior, o que nos deixa muito vulneráveis e desprotegidos. Tendo em vista que não há separação entre o trabalho e a vida privada, geralmente ambos se sobrepõem, sempre em detrimento do resto de nossas relações. Isso contribui também para uma maneira de ser superficial e pouco imaginativa.

Se, ao contrário, temos os arcos muito pronunciados, então temos traçada uma fronteira muito clara entre o privado e o público e raramente permitimos que ambas as esferas se sobreponham. Isso nos faz parecer às vezes bastante retraídos, profundamente reservados e raramente seremos os primeiros a dar o primeiro passo para iniciar uma amizade.

O calcanhar representa a Mãe Terra, um sentimento de participação na realidade. Andar sobre os dedos dos pés pode nos dar a sensação de que evitamos a realidade, fingimos não estar aqui, que temos a cabeça no céu e não em contato com a terra. Quando baixamos os calcanhares, se estabelece uma relação de correspondência com o solo e o mundo. Os pés inchados fazem referência a nosso estado emocional, a uma retenção de energia emocional relacionada com a direção em que nos deslocamos. A transpiração excessiva nos pés é uma liberação dessa energia emocional, indica um excesso de emoção. As bolhas saem em momentos de fricção na vida, quando as questões mentais e emocionais entram em conflito.

No sistema oriental nada é desvinculado, dessa forma os diagnósticos podem ser físicos, emocionais ou mentais que se chegará ao mesmo consenso.

Elementos e suas correspondências:

MADEIRA		FOGO	
Estação	Primavera	Estação	Verão
Órgão (yin)	Fígado	Órgão (yin)	Coração
Vísceras (yang)	Vesícula Biliar	Vísceras (yang)	Intestino Delgado
Cardeal	Leste	Cardeal	Sul
Clima	Ventos	Clima	Calor
Emoção	Raiva	Emoção	Alegria
Extremo oposto	Supercontrole	Extremo oposto	Melancolia
Orifício	Olhos	Orifício	Ouvidos
Cor	Verde	Cor	Vermelha
Sabor	Ácido	Sabor	Amargo
Planeta	Júpiter	Planeta	Marte
Som	Grito	Som	Riso
Odor	Rançoso	Odor	Queimado
Líquido	Lágrimas	Líquido	Suor
Alimento indicado	Folhas verdes escuras	Alimento indicado	Folhas verdes claras
Chá indicado	Boldo	Chá indicado	Alecrim
Desenvolvimento	Nascimento	Desenvolvimento	Crescimento
Exalação	Exteriorização controlada-criação	Exalação	Exteriorização controlada-ação

TERRA		METAL		ÀGUA	
Estação	Alto verão	Estação	Outono	Estação	Inverno
Órgão (yin)	Baço/pâncreas	Órgão (yin)	Pulmão	Órgão (yin)	Rim
Vísceras (yang)	Estômago	Vísceras (yang)	Intestino Grosso	Vísceras (yang)	Bexiga
Cardeal	Centro	Cardeal	Oeste	Cardeal	Norte
Clima	Umidade	Clima	Seco	Clima	Frio
Emoção	Ansiedade	Emoção	Angústia	Emoção	Medo
Extremo oposto	Desânimo	Extremo oposto	Ofegância	Extremo oposto	Impotência
Orifício	Boca	Orifício	Nariz	Orifício	Ouvido/genital e ânus
Cor	Amarela	Cor	Branca	Cor	Preta
Sabor	Doce	Sabor	Picante	Sabor	Salgado
Planeta	Saturno	Planeta	Vênus	Planeta	Mercúrio
Som	Canto	Som	Pranto	Som	Gemido
Odor	Perfumado	Odor	Fétido	Odor	Pútrido
Líquido	Saliva	Líquido	Muco	Líquido	Urina
Alimento indicado	Fibroso	Alimento indicado	Gengibre/Lótus – reorganiza o caos interior e vitaliza o ego	Alimento indicado	Cereais
Chá indicado	Poejo	Chá indicado	Eucalipto	Chá indicado	Artemísia/ limpeza
Desenvolvimento	Mudança puberdade	Desenvolvimento	Maturidade	Desenvolvimento	Armazenagem –velhice
Exalação	Exteriorização controlada –criação. Conclusão da ação-passagem para os resultados	Exalação	Reflexão dos resultados – início de interiorização	Exalação	Interiorização – preservação
Estação	Alto verão	Estação	Outono	Estação	Inverno
Órgão (yin)	Baço/pâncreas	Órgão (yin)	Pulmão	Órgão (yin)	Rim

TERRA		METAL		ÀGUA	
Vísceras (yang)	Estômago	Vísceras (yang)	Intestino Grosso	Vísceras (yang)	Bexiga
Cardeal	Centro	Cardeal	Oeste	Cardeal	Norte
Clima	Umidade	Clima	Seco	Clima	Frio
Emoção	Ansiedade	Emoção	Angústia	Emoção	Medo
Extremo oposto	Desânimo	Extremo oposto	Ofegância	Extremo oposto	Impotência
Orifício	Boca	Orifício	Nariz	Orifício	Ouvido/genital e ânus
Cor	Amarela	Cor	Branca	Cor	Preta
Sabor	Doce	Sabor	Picante	Sabor	Salgado
Planeta	Saturno	Planeta	Vênus	Planeta	Mercúrio
Som	Canto	Som	Pranto	Som	Gemido
Odor	Perfumado	Odor	Fétido	Odor	Pútrido
Líquido	Saliva	Líquido	Muco	Líquido	Urina
Alimento indicado	Fibroso	Alimento indicado	Gengibre/Lótus – reorganiza o caos interior e vitaliza o ego	Alimento indicado	Cereais
Chá indicado	Poejo	Chá indicado	Eucalipto	Chá indicado	Artemísia/ limpeza
Desenvolvimento	Mudança puberdade	Desenvolvimento	Maturidade	Desenvolvimento	Armazenagem –velhice
Exalação	Exteriorização controlada –criação. Conclusão da ação-passagem para os resultados	Exalação	Reflexão dos resultados – início de interiorização	Exalação	Interiorização – preservação

"A saúde sempre foi percebida como um estado estático, mas atualmente se reconhece que ela é uma estado dinâmico e multidimensional, que envolve não apenas a interdependência de aspectos físicos, psicológicos e sociais mas também uma dimensão espiritual."

Diante dessas colocações, vamos conhecer como as terapias se direcionam.

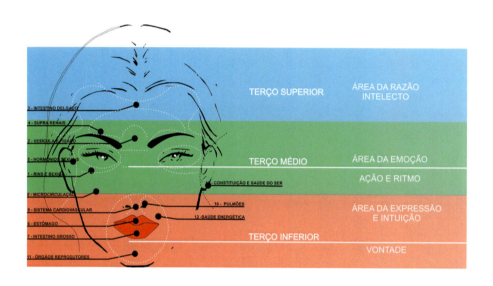

Capítulo 3

FISIOGNOMONIA

É uma ciência milenar, parte da medicina tradicional chinesa, utiliza-se do estudo da fisionomia que inclui o rosto em seus formatos diversos e afirma que o lado esquerdo do rosto exprime todas as emoções que a pessoa sentiu ao longo de sua vida. Esse lado é o lado do coração, registra os aspectos hereditários e instintivos de nossa personalidade. A metade direita, por sua vez, reflete nosso grau de inteligência e poder de autocontrole, ou seja, aquilo que adquirimos por meio da experiência e da maturidade psicológica. Por estar imune às emoções, esse lado tende a mostrar-se menos marcado que o esquerdo. Os olhos também fazem parte desta técnica, é através do olhar que manifestamos nosso espírito e comunicamos nossas sensações mais íntimas. Ao lado da IRIDOLOGIA, que estuda a íris – parte pigmentar interna dos olhos –, o diagnóstico a partir da observação visa principalmente descobrir mais sobre o paciente, os olhos exprimem o estado emocional, o estado de espírito e não somente naturezas da mente, mas as da alma, revelando sentimentos e pensamentos superficiais ou profundos. Para o bom observador, nada consegue ser ocultado ao contato com os olhos, que, além de serem a janela da alma, são o espelho do corpo; revelando as condições físicas, informando, através da luminosidade, expressão e manchas, podemos avaliar e diagnosticar várias doenças.

A língua também é uma área rica em informações, região de reflexo orgânico por excelência, está diretamente relacionada com o aparelho digestivo, mais especificamente com fígado, estômago e intestinos. Língua grossa, esbranquiçada representa fermentação intestinal com sobrecarga do fígado. Quando ela se apresenta sulcada nas extremidades, indica fermentação no estômago, com exagerada produção de secreção ácida. Se mostra placas brancas ou amareladas, significa que há resíduos alimentares retidos ou mesmo putrefação intestinal. Língua com sulcos profundos no sentido longitudinal, bordos marcados pelos dentes ou fortes riscos circulares (língua geográfica) denota má condição geral, com comprometimento do sangue e carências expressivas de minerais; estes sinais também podem surgir quando ocorre intensa assimilação de toxinas pelo intestino. Língua demasiadamente avermelhada ou com aspecto que lembra uma framboesa bem madura aponta para a presença de excessos de açúcares, proteína animal ou infecções em outras partes do corpo. Quando a saúde está perfeita a língua é limpa sem marcas, manchas ou sulcos. Dentes em boas condições também são sinal de boa saúde e boa constituição genética, existe uma ciência conhecida como BIOCIBERNÉTICA BUCAL, que estuda a relação dos dentes com a saúde não apenas física, mas emocional. Ela informa que cada dente corresponde a órgãos com funções específicas e ligados a aspectos da personalidade. Admite que distúrbios comportamentais podem ser corrigidos com o bom posicionamento dos dentes. A fisiognomonia também analisa os cabelos, boca, mãos, dedos e unhas, que fornecem sinais sobre o organismo e a personalidade.

Uma observação importante:

Embora proporcionem temporariamente um resultado satisfatório, as cirurgias plásticas para embelezamento e rejuvenescimento não são recomendáveis por mutilarem os minúsculos canais acupunturais ou meridianos microscópicos, responsáveis pela distribuição da energia cósmica dos tecidos. Se o envelhecimento que produz as rugas resulta da má perfusão energética derivada de disfunções orgânicas, então as cirurgias plásticas para simples embelezamento apenas mascaram a real situação do paciente. Quando frequentes, prejudicam o metabolismo energético, ocasionando problemas insuperáveis. Não raro, as plásticas repetidas na face interferem na boa distribuição bioenergética e modificam a personalidade.

PONTOS DE ANÁLISE

Os pontos de análise facial também ajudam a localizar as doenças em campos sutis antes que danifiquem e atinjam o órgão físico correspondente:

- Área 1 – Região infraorbitária ou abaixo da pálpebra inferior corresponde aos rins e a bexiga: esta região está ligada ao metabolismo hidroeletrolítico, ou seja, reflete as condições da distribuição da água e sais minerais (mais propriamente o sódio, o cálcio e o potássio). A ingestão demasiada de líquidos ou sais, além da capacidade orgânica, deixam os rins cansados. Este local pode apresentar-se escuro, encoberto, apontando um estado de deficiência energética geral devido ao desgaste acentuado das funções renais, com o comprometimento de todo o organismo. No entanto, não está relativa apenas aos rins, mas a toda a função orgânica de excreção de água, sais, toxinas do sangue e elementos metabólicos em geral, na qual os rins têm atuação preponderante. O cansaço dos rins causa desgaste e o surgimento de dilatações ou inchaços nesta área, a princípio leves, passando depois a moderados, com rugas ou sulcos bem marcados, em seguida para edemas maiores, terminando com possíveis manchas escurecidas. São sinais de falência da função renal, que pode ser relativa ou absoluta, aguda ou crônica.

- Área 2 – Região situada entre as sobrancelhas, corresponde à vesícula biliar e ao fígado: esta área pode apresentar-se inchada e avermelhada, o que indica de imediato congestão do fígado; pode também – o que é mais comum – apresentar rugas ou sulcos, rasos ou profundos, semelhantes aos que se formam quando se franze o cenho. Nesse caso, existe uma disfunção do fígado ou sua sobrecarga, devido à presença, há um tempo considerável, de substâncias que agridem ou perturbam a função do fígado e/ou da vesícula. Situações assim geralmente são provocadas por hábitos perniciosos como o alcoolismo, excesso de alimentos gordurosos, ingestão prolongada de medicamentos, dentro de um quadro de predisposição herdada, em que tanto o fígado quanto a vesícula biliar caracterizam-se como "órgãos de choque". Produtos como o álcool, pimentas, frituras, carnes condicionadas, vísceras e condimentos fortes agridem e prejudicam as condições naturais dos órgãos correspondentes a esta área.

- Área 3 – É a região da testa, indica desgaste orgânico generalizado: sulcos profundos, linhas e rugas nessa área (independente de franzir a testa) geralmente são sinais provocados por excesso de trabalho mental, preocupações constantes, ingestão habitual de alimentos fermentativos irritantes e pela presença anormal de líquidos no intestino delgado.

Esta condição fermentativa é provocada por alimentos como o pão branco, o açúcar branco, conservas, molhos, temperos e pela presença nos intestinos de toxinas derivadas das carnes embutidas – salsichas, salame, presunto, mortadela e frios em geral. Convém notar também que pessoas irritadas e muito tensas desenvolvem problemas intestinais com mais facilidade, como colites fermentativas, flatulências e diarreias nervosas. As marcas fisiognomônicas da área 3 dificilmente desaparecem.

- Área 4 – Região das sobrancelhas ou dos supercílios; corresponde às glândulas suprarrenais: os problemas relativos a esses órgãos são detectados pela observação da forma e da posição das sobrancelhas. Quando se apresentam caídas sobre os olhos, denotando sinal de cansaço, existe hereditariamente uma disfunção das glândulas suprarrenais, em geral uma redução de sua função, o que torna a pessoa pouco resistente a situações de estresse.

A forma das sobrancelhas, se grossas ou finas, retas ou angulares, indica uma qualidade da função suprarrenal, que se transforma numa condição característica do indivíduo em sua relação com a vida. Sobrancelhas finas e fracas, por exemplo, significam fragilidade frente aos conflitos ou às situações difíceis; são seres mais sensíveis e delicados, assim como as mulheres em geral. Sobrancelhas grossas e cheias refletem maior resistência e adaptabilidade às tensões cotidianas; são pessoas capazes de suportar mais facilmente os reveses ou embates estressantes.

De modo geral, as sobrancelhas emprestam uma característica forte ao semblante, determinando uma qualificação especial ao tipo de emoção, estado de espírito ou aspecto do indivíduo. As sobrancelhas dão, assim, um "acento" ou uma qualidade ao olhar e à expressão de uma pessoa. Ao bom observador, elas apontam exatamente o principal elemento psicomental que "impulsiona" o indivíduo na sua vida, na sua busca, nas suas reações, no seu temperamento etc., significa dizer que cada pessoa mostra em suas sobrancelhas o tipo de emoção, sentimento ou "força" que a move.

O diagnóstico, neste caso, depende sobretudo da sensibilidade do observador, o que exige muita experiência para obter uma técnica cada vez mais aperfeiçoada. Como o mundo psicomental e bioenergético de cada pessoa influencia profundamente sua saúde, pelo conhecimento do tipo de sobrancelhas podem-se localizar causas psicológicas, afetivas ou emocionais típicas da estrutura mental, bem como os determinantes de certas condições orgânicas ou somáticas.

Os sinais da área 4 não se modificam, já que são marcas estruturais profundas; servem, contudo, para ampliar o conhecimento geral sobre a saúde de uma pessoa e indicam providências ou caminhos adequados para tratamentos.

- Área 5 – Regiões laterais de cada olho, na sua porção externa, corresponde ao metabolismo dos hormônios sexuais: o sinal mais característico desta área são as rugas conhecidas popularmente como pés de galinha e seu significado é o envelhecimento precoce do organismo motivado por desgaste bioenergético ligado a perturbações hormonais. A origem é variada, mas sempre vinculada a atividade sexual intensa ou a presença de quantidades excessivas de hormônios no organismo; neste caso, esse excesso pode ser causado por hiperatividade dos ovários, dos testículos, das suprarrenais ou da hipófise, ou então pela ingestão contínua e prolongada de hormônios sintéticos (anticoncepcionais, por exemplo). Quando presentes nos homens, esses sinais revelam produção exagerada de hormônios devido a uma vida sexual abusiva, com consequente desgaste funcional e envelhecimento prematuro.

- Área 6 – Região do lábio superior; corresponde ao estômago, a função gástrica e as primeiras partes do intestino: a correlação entre sinais desta área e os distúrbios internos é a seguinte:

  » Inchaço e vermelhidão – estômago inflamado.

  » Pontos esbranquiçados – estômago fraco.

  » Aftas na mucosa – fermentação no estômago e no intestino.

  » Palidez – estômago produzindo pouca secreção digestiva ou anemia; casos contínuos podem denunciar a presença de tumor ou úlcera gástrica antiga.

  » Rachaduras – fermentação antiga, mau estado geral do estômago e do duodeno. Possibilidades de úlceras gástricas e duodenais recorrentes (que surgem e desaparecem deixando cicatrizes internas) presentes em crianças e adultos em casos de hereditariedade de estômago deficiente.

  » Herpes frequente – baixa resistência imunológica devido a alimentação de baixa qualidade.

  » Lábio superior ressecado e sem vida – distúrbios nervosos refletindo no estômago; doenças gástricas psicossomáticas; úlceras nervosas.

» Lábio superior naturalmente grosso – estômago dilatado e vísceras digestivas desproporcionais, legado de antepassados carnívoros ou vorazes.

» Sulcos e inchaço – estômago hiperativo produzindo acidez excessiva.

- Área 7 – Região do lábio inferior, relaciona-se com o intestino grosso: afirma a medicina oriental que quando uma pessoa tem, desde o nascimento, o lábio inferior muito espesso, o seu intestino grosso é mais dilatado ou de calibre maior que o normal; isso resulta de má herança, ou seja, de abusos alimentares dos parentes de gerações anteriores. Quando um indivíduo apresenta este sinal, a tendência é que se manifestem problemas nos intestinos. A região pode também exibir sulcos, rachaduras, inchaços, bolsas, aftas, herpes, ressecamentos, vermelhidão, inflamação etc., cujos significados aproximam-se daqueles relativos à área 6, mas neste caso voltados para o intestino delgado terminal, cólon descendente, sigmoide e reto.

Os maus sinais na área 7 são mais comumente determinados por dilatações, fermentações, gases, acúmulos de resíduos e putrefação, provenientes de uma alimentação com produtos industrializados, rica em carne animal, açúcar branco, massa, molhos e toxinas alimentares variadas. Alguns dos sinais dessa área podem desaparecer à medida que a patologia correspondente é eliminada.

- Área 8 – Região das maçãs do rosto: indica a saúde geral do organismo e em particular as condições da microcirculação corporal. Um mau sinal é quando a área apresenta cor acinzentada, mortiça ou pálida, com ou sem a proeminência dos ossos; significa saúde global periférica com a consequente oxigenação dos tecidos reduzida. A circulação periférica é constituída por pequenos vasos arteriais, venosos e linfáticos da pele, do córtex cerebral e do envoltório de órgãos; quando prejudicada por vasoconstrição, tabagismo, doenças degenerativas etc., as células não recebem a quantidade suficiente de oxigênio e nutrientes, o que desenvolve um tipo de carência conhecida na medicina natural como "anemia de extremidades" – daí a face mostrar-se pálida e sem vida. Este sinal acompanha as doenças debilitantes e se fará presente toda a vez que a energia vital estiver alterada. Pode ocorrer também vermelhidão na área com pequenas veias dilatadas; esta é uma situação anormal, onde além dos problemas da condição anterior, o indivíduo apresenta uma dilatação perigosa de grandes vasos internos. O ideal é que, nas pessoas de tez branca ou amarela, a região se mostra levemente rosada ou aveludada e suaves naquelas de raça negra. Mesmo sem conhecer propriamente a ciência da FISIOGNOMONIA, a sabedoria popular costuma apontar a face rosada como um sinal de saúde.

- Área 9 – Região corresponde ao coração e ao sistema cardiovascular: normalmente esta área não apresenta sinais, mas em certas pessoas e dependendo das condições da circulação cardíaca, pode mostrar-se excessivamente vermelha, dilatada ou levemente inchada. É o "nariz de palhaço", conhecido sinal dos estudiosos da medicina tradicional chinesa – surge muitas vezes em casos da angina pectoris, pré-enfarte, arteriosclerose coronariana e dilatação do coração. A presença também de pequenas veias e vasos dilatados na ponta do nariz é um sinal que exige cuidados e atenção para com as condições circulatórias cardíacas da pessoa.

COR DA PELE	ELEMENTO	ÓRGÃO	SENTIMENTO
Azul	Água	Rins/Bexiga	Medo/Audácia
Verde	Madeira	Fígado/Vesícula	Raiva/Apatia
Vermelha	Fogo	Coração/Intestino delgado	Tristeza/Histeria
Amarela	Terra	Baço/Pâncreas /Estômago	Rigidez/Excesso de Flexibilidade

- Área 10 – Região das asas do nariz; representa os pulmões: aqui as alterações mais comuns são pequenos vasos dilatados, inchados e descamações. Significam dilatações da árvore respiratória, como nas bronquiestasias e enfisemas, inflamações do tecido bronquiolar e/ou pulmonar, além de irritações brônquicas e alveolares. Nos casos de tabagismo, exposição a poluentes atmosféricos, entre outros. Essas doenças, no entanto, podem estar presentes independentemente de qualquer sinal visível na área 10. Um importante sinal, conhecido também pela clínica médica tradicional, é o "batimento das asas do nariz"; este ocorre em certos casos de insuficiência ventilatória pulmonar. Embora diversos sinais faciais façam parte da propedêutica médica, a medicina comum ainda desconhece as valiosas informações.

- Área 11 – Região do queixo e abaixo do lábio inferior; corresponde aos órgãos sexuais; aos rins e ao sistema nervoso autônomo: esta área não costuma apresentar propriamente sinais relativos a alterações desses órgãos, mas certas condições funcionais ou características hereditárias podem influir no aspecto da região. Tais condições se referem à influência do aparelho genital, do sistema hormonal e do sistema nervoso simpático e parassimpático na personalidade, temperamento e qualidade bioenergética do indivíduo. Assim, queixos retraídos ou proeminentes, duros ou suaves, afilados ou largos, atrevidos ou tímidos, com riscos, sulcos centrais ou furinhos charmosos apontam para uma determinada influência desse órgão no conjunto biopsicomental das pessoas. A leitura do queixo realizada pela medicina oriental mostra principalmente o tipo de impulso ou de relação com a vida.

- Área 12 – Região dos sulcos descendentes laterais às asas do nariz em direção aos bordos da boca: não está relacionada especificamente com nenhum órgão, mas com todo o organismo. Traduz a condição geral do metabolismo e da saúde energética. Quando apresenta sulcos profundos e precoces, indica excesso de trabalho orgânico (alcoolismo, abusos alimentares, sobrecarga digestiva, exageros sexuais, ingestão de medicamentos ou drogas, líquidos em demasia etc.), desgaste intelectual, vida noturna intensa, irritação do fígado e outros. Pode também ser um sinal derivado de uma situação semelhante, porém não adquirida, mas herdada.

- Área 13 – Região do pavilhão da orelha: é uma das áreas mais importantes do diagnóstico fisiognomônico. Se observarmos bem o pavilhão articular, notamos que ele se assemelha a um feto humano invertido, onde o lóbulo ocupa a posição que seria a cabeça, estando o restante da orelha relacionado com o tronco, os membros e as três cavidades principais. A forma e os sinais apresentados pela orelha oferecem valiosas informações sobre a constituição e a saúde de uma pessoa; não é sem razão que este diagnóstico é um dos mais respeitados pela medicina oriental. Existe até uma ramo da acupuntura, denominado AURICULOA-CUPUNTURA, que trata exclusivamente da colocação de agulhas na orelha, tal a quantidade de pontos que correspondem a diversos órgãos internos e a importantes funções. Um dos sinais principais do diagnóstico pela orelha é o do formato, posição e condição do lóbulo. O ideal é que essa região seja grande, larga, destacada da pele da face e não apresente sinais, inchaços e dilatações, o que evidencia boa constituição geral orgânica e energética herdada; sinal positivo, revela excelente saúde. Infelizmente é rara a pessoa, principalmente nos dias atuais que vive essa situação privilegiada. O que está ocorrendo é os bebês já nascerem com o lóbulo pequeno inúmeras vezes colado à pele do rosto indicando uma situação oposta a mencionada. A presença deste sinal bastante comum indica a herança de uma constituição orgânica não tão saudável e predisposição a desequilíbrios e problemas de saúde, em função de uma estrutura bioenergética frágil. Os estudiosos da medicina natural apontam como uma causa dessa condição o afastamento do homem atual da relação harmônica com as leis naturais, o que cria um processo contínuo de degradação biológica, com seus inevitáveis reflexos genéticos. A região do lóbulo está ligada à parte profunda do sistema nervoso central, ao hipotálamo, a diversas estruturas sutis e em particular ao comando central do sistema glandular (pineal), que, por sua vez, administra, mediante o mecanismo fantástico do *feedback*, toda a vida metabólica, psicomental e energética de um indivíduo.

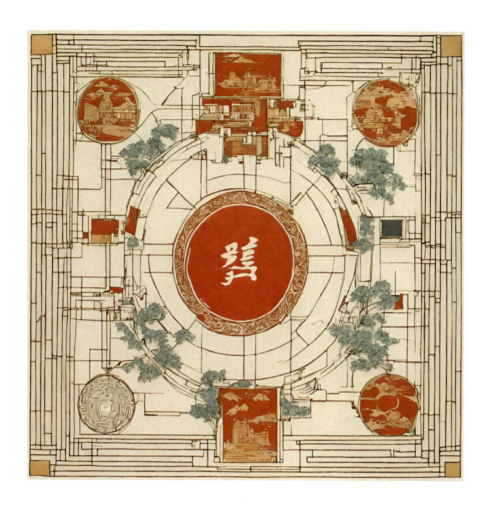

Capítulo 4

Feng Shui

MANIFESTAÇÕES DA ENERGIA NO AMBIENTE

Você já deve ter sentido que seu ambiente está carregado de energia negativa e não consegue identificar a origem de tanta falta de equilíbrio. Pois fique sabendo que da mesma forma que a energia circula em nosso corpo, também circula em nosso ambiente. A concentração dessas energias gera mal-estar, causa desarmonias, brigas e falta de humor. Isso é resultado do desequilíbrio energético, nós acabamos absorvendo essas energias em nossos centros de forças, os "CHAKRAS", o que consequentemente causará desequilíbrios e problemas físicos.

O Feng Shui é uma técnica chinesa utilizada para harmonizar os ambientes. Surgiu há cerca de 5.000 anos, na China, e desenvolveu-se desde então, aumentando e evoluindo até os dias de hoje. A pronúncia correta é Fong Suêi e significa vento e água, refere-se ao ar – à respiração e ao sangue necessários às manifestações da energia da vida, o "CHI" que circula na terra e flui dentro de nós. Seus diagnósticos e resoluções são capazes de solucionar alguns problemas envolvendo uma casa e as pessoas que nela vivem. Os ensinamentos transmitidos pelo Feng Shui foram desenvolvidos ao longo de milhares de anos; seria correto dizer que esta é uma antiga ciência chinesa que visa à localização de diferentes tipos de energia em um local. Seus princípios e regras foram baseados em observações e dados estatísticos, portanto não se pode dizer que a prática de Feng Shui está ligada à superstição. Os chineses acreditam que existe uma força superior que permeia todos os seres do universo. Essa energia é chamada "CHI" – pronuncia-se tchi – e também se refere ao sopro cósmico, ou a respiração do dragão. A acupuntura, por meio de suas agulhas, manipula o *chi* presente no corpo humano, assim como as massagens. O Feng Shui manipula o *chi* da terra. Por isso é muitas vezes chamado de "Acupuntura para construções".

No Feng Shui, existem dois tipos de energia: o *seng chi* – energia positiva; e o *sha chi* – energia negativa. Um local no qual nos sentimos perturbados, com uma atmosfera pesada, possui um *Sha chi*. Um dos principais objetivos de Feng Shui é determinar onde o *chi* circula mais fácil e livremente dentro de construções, onde está estagnado e onde não está chegando. Cada parte do imóvel, seja ele qual for, é classificado de acordo com sua localização. Para determinar esta classificação, é utilizado um mapa criado pelos chineses, o Ba-guá, este mapa teve sua origem baseada no *I Ching* – o livro das mutações – e na teoria dos opostos *yin* e *yang*, e é dividido em oito partes ou oito áreas da vida: trabalho, espiritualidade, amigos, criatividade, relacionamentos, prosperidade, sucesso e família. No centro do Ba-guá está a figura que representa o *yin* e *yang*, que juntos formam o absoluto, quando o centro e as extremidades do Ba-guá aplicados a um ambiente estão em harmonia é sinal de equilíbrio. É baseado na força dos elementos da natureza. Cada um deles deve estar em seu devido lugar, pois o que é apropriado para a área de trabalho poderá não ser recomendável para a área da família. Os elementos são cinco, como já vimos: madeira, fogo, terra, metal e água. Entre eles há alguns que são incompatíveis, por isso devemos evitar a mistura de alguns elementos como é o caso do fogo e da água, pois a água apaga o fogo. A ideia básica do I Ching é o conceito de mutação, a eterna lei que rege todo o universo. Entre os chineses essa lei era chamada de Tao (o caminho, o curso dos acontecimentos), se manifestava pelo "Grande Princípio Primordial" (*t'ai chi*), cuja representação é um círculo dividido em luz e escuridão, o *yin* e *yang*. Segundo algumas teorias, o princípio do *yin* e do *yang* originou-se entre os magos ocultistas, chamados de *Fang-shih*. O antigo estudioso Fung-yu-ya, no seu livro *A história da filosofia chinesa*, fala sobre as "seis classes ocultas" e estabelece que a primeira classe pertence à Astrologia, sobre a qual diz: "serve para dispor de modo ordenado as vinte e oito constelações e para observar as progressões dos cinco planetas, do sol e da lua e assim poder perceber as manifestações da fortuna e do infortúnio". A segunda classe se ocupa dos Almanaques: "Os Almanaques servem para dispor de modo ordenado as quatro estações, determinar o tempo dos equinócios e dos solstícios, assinalar as concordâncias dos períodos do Sol, da Lua e dos cinco Planetas e assim poder prever as condições de frio e de calor, de vida e de morte. Por meio dessa arte as dores da desventura e as alegrias da maturidade são evidenciadas". A terceira classe trata dos Cinco Elementos: "esta arte deriva da revolução dos Cinco Poderes e, quando suas possibilidades se estendam até seus limites externos, nada escapará a seu conhecimento". A quarta classe era Adivinhação por meio das omoplatas do boi ou da carapaça da tartaruga. Na quinta classe há outros métodos divinatórios, enquanto a sexta fala das formas, principalmente a Fisiognomonia. De todas essas classes, o *I Ching* se concentrou na terceira, a teoria dos Cinco Elementos ou dos Cinco Poderes. Os Cinco Elementos não são considerados forças estáticas, mas princípios dinâmicos que estão numa constante interação, movimento que os chineses chamam *Wu Hsing*, que significa "agir". A primeira descrição dos Cinco Elementos encontra-se no *HongFan*, ou grande norma, um pequeno tratado, considerado o mais antigo livro de filosofia chinesa, que contém o conjunto de normas que um soberano deve conhecer. Por sua vez, *HongFan* está incluído no *Chou Ching*, ou *Livro da História*, um dos livros canônicos de Confúcio.

Os cinco elementos aparecem na sétima rubrica do *HongFan*, considerada a adivinhação; nela aparecem sete categorias de indícios e diz-se que o número sete os governa.

Os adivinhos, de fato, para praticar sua arte usavam 49 varetas mágicas, ou seja, 7x7.

Nesse antigo livro, os cinco elementos estão assim mencionados:

O 1.º é a água, que desce e molha.

O 2.º é o fogo, que sobe e queima.

O 3.º é a madeira, que se curva e se endireita.

O 4.º é o metal, que é obediente e muda de forma.

O 5.º é a terra, que pode ser semeada e ceifada. Corresponde ao centro, que é o lugar de quem governa. O elemento Terra pertence a todas as estações, especialmente aos últimos dezoito dias de cada uma delas.

Os dois ciclos existentes na natureza são os seguintes:

- Ciclo de Construção ou Gerador: a madeira queima produzindo o fogo, de cujas cinzas se forma a terra, e dentro dela se condensa o metal que expulsa de si a água, da qual brota a madeira. Ou seja, a madeira nutre o fogo, que gera a terra, que engendra o metal, que gera a água, que nutre a madeira.

- Ciclo de Destruição ou de Controle: a água apaga o fogo, que funde o metal, e metal corta a madeira, que esgota a terra, a terra absorve a água. Significa que a madeira controla a terra, terra controla a água, água controla o fogo, fogo controla metal e metal controla madeira.

Aplicação dos elementos ao ambiente:

- Madeira – pode ser representada por vários objetos como porta-retratos, móveis, pisos, forros de teto e até cortinas persianas que hoje já são feitas com este material. Nas artes: a madeira pode ser representada por pinturas de plantas, árvores e flores.

- Fogo – está relacionado a tudo que ilumina, inclusive as fontes artificiais de iluminação – sol, luz, abajur, velas, fogueira, lampião e luminárias. Nas artes o fogo pode ser representado por pinturas que retratam algum tipo de luz, como um quadro do nascer do sol.

- Terra – pode ser representada por telhas, vasos e esculturas de barro. Nas artes, a terra pode ser retratada em pinturas que tenham paisagem onde a terra se destaca, como um quadro do deserto.

- Metal – pode ser encontrado em diversas formas, como prata, zinco, latão, ouro, cobre e alumínio. Nas artes, os metais podem estar presentes em esculturas.

- Água – lagos, aquários, fontes, piscinas, tudo que tiver água em movimento, pode ser representada por objetos reflexivos, como cristais, vidros e espelhos.

ÁREAS E APLICAÇÕES

Conhecendo as áreas

TRABALHO
Cor: preto
Forma: irregular
Aroma: menta, patchouli, gengibre e pimenta-negra
Objetos: aquários, fontes, cristais, espelhos e coisas relacionadas com a profissão exercida
Planta: jiboia
Elemento: água

ESPIRITUALIDADE
Cor: azul
Forma: quadrada
Aroma: alecrim, mirra, eucalipto e ylang-ylang
Objetos: Bíblia, oratório, santos ou amuletos religiosos
Planta: zamioculca
Elemento: terra

FAMÍLIA
Cor: verde
Forma: oval
Aroma: baunilha, canela e limão
Objetos: fotos da família e porta-retratos de madeira
Plantas: plantas de alturas variadas
Elemento: madeira

PROSPERIDADE
Cor: dourado
Forma: ondas e curvas
Aroma: violeta, lavanda, melissa e tangerina
Objetos: sino do vento, porta-joias, moedas, cofres e fontes
Plantas: bambuzinho, begônia e girassol
Elemento: água

SUCESSO
Cor: vermelho e dourado
Forma: triangular
Aroma: bergamota, mirra, alecrim e patchouli
Objetos: espelhos, troféus, diplomas e lareiras
Plantas: espada-de-São-Jorge e flores vermelhas
Elemento: fogo

RELACIONAMENTOS
Cor: rosa
Forma: quadrada
Aroma: rosa, jasmim, camomila e lavanda
Objetos: fotos do casal, objetos em pares, quadros, vasos, esculturas etc.
Plantas: árvores da felicidade, flores rosas
Elemento: terra

CRIATIVIDADE
Cor: branco
Forma: redonda
Aroma: sálvia esclareia, petit-grain e cravo
Objetos: porta-retratos e brinquedos
Plantas: orquídea branca, cravo e rosa
Elemento: metal

AMIGOS
Cor: cinza
Forma: redonda
Aroma: lavanda e eucalipto
Objetos: fotos de amigos, fotos de viagens, presentes ganhos e guias espirituais
Plantas: trepadeiras e flores brancas
Elemento: metal

Seguindo a técnica corretamente, você com certeza terá bons fluidos em sua casa. Agora vamos ver dicas importantes para atrair energias positivas deixando cada cômodo mais próximo do "alto astral".

- Mantenha sua casa sempre limpa e desinfetada.
- Os armários devem estar organizados, apenas deixe à vista coisas que estiverem no uso.
- No inverno separe as roupas de verão e vice-versa, guardando-as separadamente.

- O lixo deve ficar fora da casa, nunca deixe-o ao lado do fogão.
- Ao dar a descarga feche a tampa do vaso sanitário.
- Mantenha os ralos da casa fechados.
- A casa deve estar sempre ventilada e com as janelas limpas.
- Nos porta-retratos não misture fotos daqueles que já se foram, pois isso atrai doenças.
- Aparelhos eletrônicos não devem ficar nos quartos, pois eles transmitem as ondas de energia constantemente.
- Quanto menos usar o micro-ondas, melhor.
- Ao invés de usar ar-condicionado, prefira ventilador de teto.
- Posicione sua cama voltada sempre para o norte ou leste.
- Para tirar energias negativas use amoníaco, ele é ótimo para isso.
- Arruda e guiné são plantas excelentes para absorver as energias negativas.
- Sob escadas, recomenda-se colocar um vaso ou um cristal multifacetado para dispersar a energia estagnada.
- Em despensas, buracos e depósitos, além de cristais, podem ser usados postos de luz.
- Uma parede diante da porta de entrada é opressiva, neste caso melhor colocar um espelho, que amplia a visão.
- Quando há um enorme corredor logo após a porta de entrada e veem-se os fundos, colocar obstáculos para impedir que a energia que entra saia pela outra porta, sugere plantas, biombos e luminárias.
- Objetos quebrados, bagunça, plantas mortas remetem a tristeza, agressividade e morte, desfaça-se do velho para que o novo entre.
- Não se deve guardar objetos embaixo da cama, pois prejudica a energia do ambiente.
- Jamais se coloque no caminho da energia, ex: se há portas e janelas alinhadas, causarão desgaste físico.

A aplicação do Ba-Guá dá-se da seguinte forma: alinha-se a área do trabalho com a porta de entrada e segue-se a disposição a seguir:

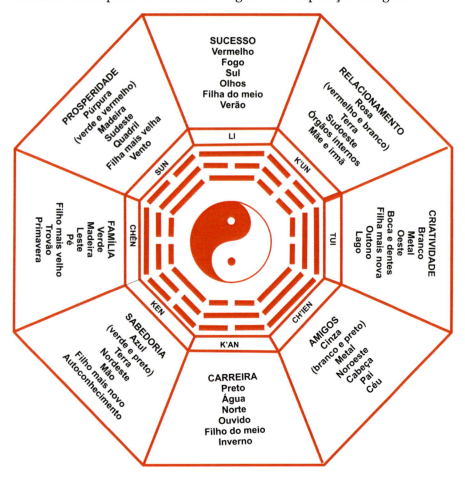

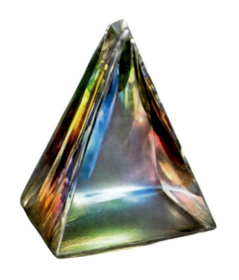

Capítulo 5

CROMOTERAPIA

Em vários momentos falamos de energia densa, condensação de energia e absorção de energia.

Mas como isso acontece? E como poderemos entender?

Imaginem ao redor do seu corpo um fluido, um corpo energético, este corpo fluídico possui uma energia magnética que atrai energias semelhantes como se fossem pontos ao redor do seu corpo. Esses pontos localizam-se em determinadas áreas e bloqueiam os centros de força que abastecem o seu corpo físico, esses centros de forças são o que chamamos de "CHAKRAS". Para remover estes bloqueios é necessário que se faça uma higiene geral.

A higiene em nosso corpo físico é necessária, pois remove as concentrações densas e cristalizadas. E as mais sutis removemos com a chamada higiene mental; nosso pensamento emite ondas eletromagnéticas que, se estiverem em frequência elevada, captarão energias vitais vindas do cosmos. Os animais e plantas também sofrem a influência das ondas emitidas pelo nosso pensamento, por estarem em um estágio evolutivo inferior, não possuem o campo mental. Essa diferença faz com que as energias se cristalizem em seu corpo físico como parasitas. É muito comum em crianças até uma determinada idade que tenham constantes surtos de piolhos e vermes, e depois, ao chegarem a uma idade mais avançada, não aconteçam com muita frequência. Embora não seja tão favorável quanto pareça, porque esses parasitas, se não houver um aumento no padrão vibratório, continuam a se manifestar, mas em esferas mais sutis, longe dos nossos olhos, e causam danos em nossa estrutura física; aumentar o padrão vibratório neste caso significa uma conscientização e revisão de valores.

Os pontos referidos que circundam nosso corpo são uma forma de parasita, que impede a circulação da energia e desvitaliza nosso corpo físico, causando inúmeros danos. Sem dúvida a conscientização trará ao ser humano uma qualidade de vida maior e melhor, favorecendo não só sua saúde física como também a planetária.

Esse "corpo fluídico" que nos circunda forma-se com nosso crescimento, vai agregando-se e concentra energias planetárias e cósmicas. Esse tempo de agregação é necessário para que o espírito consiga se acoplar no planeta para fazer sua evolução e aprendizado. Nossos filhos, por estarem em fase de crescimento, têm esse corpo fluídico disperso no ambiente. Ficam energeticamente ligados aos pais e ao cosmos. Aos pais porque os geraram, têm sua energia espiritual, genética e planetária; e ao cosmos pois tem a energia sutil emanada do <u>ALTO</u>. São energias que se fundem e se consolidam para constituir várias expressões de vida. Esta dispersão do corpo fluídico os deixa muito sensíveis e facilita a absorção das energias que o ambiente concentra. Muitas das doenças físicas de nossos filhos poderiam ser evitadas com a correção de atitudes e pensamentos nossos. Eles, os animais e as plantas são um termômetro do nosso egoísmo, orgulho e desrespeito conosco, nosso semelhante e nosso planeta. Tudo no universo vibra, oscila ou se movimenta em diversas velocidades. Nas pedras e ímãs as vibrações dos átomos são mais lentas, criam coisas visíveis, densas e pesadas. O ar é formado de gases, que vibram tão rapidamente que fazem com que uma estrutura seja leve e invisível. O ser humano é muito complexo pois é formado por partes que possuem diferentes vibrações, sem contar seus sentimentos e pensamentos.

A Força Vital – Prana – tem uma relação evidente com a consciência e a inteligência. É ela que permite o crescimento harmonioso dos seres. A força pura, por sua vez, é exercida como movimento permanente de atração e de repulsão. Ela se apresenta em várias espécies de manifestações:

- energia sonora;
- energia do calor;
- energia magnética e elétrica.

Todas essas energias são devidas ao movimento dos planetas e astros, é por isso que o estudo da astrologia sempre foi considerado como necessário na terapêutica pelas antigas civilizações. Todas essas energias podem exprimir-se em termos de vibrações, é portanto possível estabelecer correspondências entre as vibrações da luz e as da música. Entre as notas musicais, os chakras, os astros, estrelas e planetas.

Observe:

- Do Sol emana o laranja, força de vitalidade física.
- De Marte emanam vibrações do vermelho, a mais baixa, a vida no nível inconsciente e brutal.

- De Mercúrio emana o verde, está associado ao sistema nervoso e à compreensão.

- De Júpiter emana amarelo, corresponde ao intelecto e à atividade analítica do cérebro.

- Da Lua emana a cor branca, que corresponde à bioenergia emocional.

- De Vênus emanam as cores que refletem no homem o seu estado espiritual, o azul, o índigo e o violeta – força da cura e transformação.

Assim, cada indivíduo, de acordo com o seu momento de nascimento, difere do outro pelas emanações de energias que o caracterizam e cujas cores constituem uma manifestação.

O EFEITO, INDICAÇÕES, CONTRAINDICAÇÕES E TÉCNICAS

O que seria do amarelo se todos gostassem do vermelho? Para cada personalidade, uma cor preferida. Conheça a influência de cada uma delas sobre o nosso organismo.

Os efeitos e as influências das cores sobre os seres humanos são muitos e variados e, por isso, merecem um estudo especial. Para facilitar o entendimento do assunto e estabelecer uma ordem didática, usaremos apenas oito cores, divididas em cores primárias e secundárias ou auxiliares.

Cores primárias: azul, vermelho, verde e amarelo.

Cores secundárias: preto, cinza, marrom e violeta.

As variações entre as tonalidades de uma mesma cor são aqui dispensadas para simplificar a compreensão e também porque não determinam diferenças marcantes quanto aos resultados.

O branco não é citado, pois não é uma cor em si, mas a soma de todas as cores; portanto, possui efeito neutro, não muito significativo em cromoterapia. O preto, que também não é uma cor, mas a total ausência de cor, é aqui incluído porque produz uma enorme influência sobre os seres humanos.

AZUL

Característica

O azul é uma cor suave, que produz calma, tranquilidade, ternura, afetuosidade, paz e segurança. Ela favorece as atividades intelectuais e a meditação. É uma cor passiva, concêntrica, perceptiva, sensível, incorporativa e unificadora.

A contemplação do azul determina profundidade, sentimento de penetração no infinito, sensação de leveza e contentamento. É a cor preferida das pessoas calmas, seguras, equilibradas e leais. O azul estimula a personalidade, a doçura, a parcimônia, a sensatez e a ternura. É a cor feminina, da paz de espírito, da ética, da integridade e da confiança.

Favorece a criação e a manutenção de um clima ou ambiente calmo e organizado em residências ou locais de trabalho, quando presente em paredes, cortinas, luminárias, etc.

Daí ser conveniente pintar as paredes de azul em locais sujeitos a muita tensão, atritos e desavenças.

Num sentido mais profundo. O azul é a cor da nossa identificação com o planeta, que visto do espaço é de um azul indescritível. Em suas tonalidades mais escuras, o azul é relacionado ao infinito profundo e a eternidade; em seus tons mais claros, ao êxtase místico. Quando existe aversão ao azul ou mesmo ao azul-índigo ou profundo, isso pode significar confusão e instabilidade psicomental, inquietação, ansiedade, inconstância, orgulho e rebeldia, além da necessidade insatisfeita de realização emocional.

Efeitos orgânicos

Redução do pulso, redução leve da frequência cardíaca, diminuição do ritmo respiratório, redução da pressão sanguínea, inibição da descarga de adrenalina, efeito hipnótico no sistema nervoso central. Com a redução dos ritmos cardiocirculatórios, respiratórios e nervosos, o organismo tende a recarregar-se energeticamente.

Indicações

Nos casos de estresse, estafa, convalescença, pressão alta, obesidade, taquicardia, palpitação, nervosismo, insônia, ira, irritabilidade, temperamento agressivo, ciúme, medo, insegurança, ansiedade, alcoolismo, convulsões, esgotamento nervoso, agitação psicomotora e neuroses.

Contraindicações

O azul não possui contraindicações dignas de destaque.

Existe uma certa contraindicação em casos de coma, de estupor, de medos muito acentuados ou fobias.

<u>VERMELHO</u>

Característica

Uma cor ativa e estimulante, que produz impulsividade, avidez, excitabilidade, impulso sexual, desejo. O vermelho favorece também a força de vontade, a conquista, a vitória, a glória e a liderança. É ativo, ofensivo, agressivo, competitivo, sensual, excêntrico, autônomo e móvel. Sua contemplação estimula a ação, a luta, a conquista. É a cor das pessoas detentoras de magnetismo pessoal e de grande força vital psíquica ou orgânica. São pessoas dinâmicas, instáveis, empreendedoras e, às vezes, violentas em casos extremos.

O vermelho é escolhido por preguiçosos e deprimidos. Mas é rejeitado por pessoas agitadas e irritáveis. Estes sintomas podem aparecer mesmo quando há carência de energia, como nos casos de cansaço extremo.

Efeitos orgânicos

Aumenta o pulso, a frequência cardíaca, a pressão arterial e o ritmo respiratório. Estimula a força vital, a atividade nervosa e glandular, e produz contração da musculatura estriada (músculos comuns).

Indicações

Alterações cardiovasculares não congestivas, pressão baixa, insuficiência cardíaca, anemias, fraquezas nervosas, convalescenças, impotência sexual, frigidez, tristeza, depressão, melancolia, desinteresse pela vida e pelas coisas, excesso de práticas psíquicas (yoga, meditação etc.), doenças musculares, preguiça e doenças debilitantes em geral.

Contraindicações

Em todas as formas de loucura, ira, nervosismo, neurastenia, tensão emocional excessiva, pressão alta, exaltação sexual, tensão pré-menstrual, paranoias, esquizofrenia com agitação, fase maníaca da psicose maníaco-depressiva (mas útil na fase depressiva), cãibras musculares, doenças do fígado e da vesícula biliar, insônia e excitabilidade exagerada.

VERDE

Características

O verde é a cor da firmeza, constância, perseverança, resistência, esperança. É também da segurança, do amor-próprio, da autoafirmação e do orgulho. É uma cor passiva, defensiva, possessiva e repressiva. Sua influência assinala persistência, determinação e, em casos extremos, obstinação. O verde dá maior flexibilidade ao poder da vontade, estimula o amor-próprio e até a arrogância. Não é uma boa cor para pessoas apegadas à rotina e que sejam muito metódicas. Favorece a repressão de sentimentos, bloqueando-os e aumentando assim a pressão psíquica. Determina impulsos de orgulho, superioridade, maior autocontrole, contribuindo para um temperamento austero e despótico. Estimula ainda a busca de condições mais adequadas de ação.

A escolha do verde revela uma pessoa com força de opinião, reformadora, conservadora e criativa, dentro de um critério fechado de opções. Já a aversão ao verde pode significar um estado de ansiedade para libertar-se de tensões reprimidas, bem como a perda da capacidade própria de resistência a situações adversas, redução da autoestima e da autoafirmação, sensação de culpa e de fracasso. Pode ser também sinal de capricho excessivo e de teimosia.

Efeitos orgânicos
Leve contração dos músculos involuntários.

Indicações

Depressão crônica, complexo de inferioridade, psicose maníaco-depressiva, personalidade fraca, medo de fracasso, falta de motivação, autoestima diminuída,

Prisão de ventre, falta de memória, crianças desatentas.

Contraindicações

Hipocondria, sadismo, masoquismo, megalomania, úlcera gástrica ou duodenal (úlceras pépticas), cólicas menstruais, espasmos viscerais, diarreias dolorosas.

AMARELO

Característica

É a cor da vivacidade, da alegria, do desprendimento e da leveza. Produz relaxamento, desinibição, brilho, reflexibilidade, alegria espirituosa e espiritualidade. Psicologicamente, o amarelo está ligado à liberação da carga da responsabilidade excessiva, à redução dos complexos, à diminuição da inquietação, da ansiedade e das preocupações. Tudo de um modo suave, mas não inconsequente. O amarelo é uma cor ativa, expansiva, ambiciosa, excêntrica e inquiridora.

Está ligada a certos estados d'alma, como a euforia, a variabilidade, a expectativa e a espontaneidade. E está relacionada com a originalidade, a mente radiante, a franqueza, a luz solar e a felicidade.

A pessoa atraída pelo amarelo é irregular em sua atividade, mas não chega a ser irresponsável ou volúvel. Se o verde significa persistência, o amarelo é mutabilidade; se o verde é tensão, o amarelo é relaxamento e flexibilidade. É uma cor infantil e ingênua.

Efeitos orgânicos

O amarelo tem ação antidistônica estabelecendo certo grau de equilíbrio entre o sistema nervoso simpático e o parassimpático. Como o vermelho, o amarelo também tende a elevar um pouco a pressão sanguínea, só que com menos intensidade. Reduz levemente a produção de ácidos gástricos.

Indicações

Manias, ideias fixas, preocupação excessiva, fixação em aspectos materiais da vida como lucros, acúmulos de bens etc., estafa mental, excesso de senso de responsabilidade, fraqueza com pressão baixa, úlceras gástrica e duodenal, choro excessivo e constante, falta de confiança no futuro, diarreias nervosas, colites nervosas, doenças psicossomáticas em geral.

PRETO

Características

O preto transmite a sensação de renúncia, entrega, abandono e introspecção. Sua condição de total ausência de cores tem relação simbolicamente com a ideia do nada, do vazio. Por isso expressa a concepção abstrata do zero, da negação, do espaço infinito, do não ser, do **não** (o branco dá a ideia do **sim**). Preto e branco são tons extremos que estão ligados ao simbolismo cabalístico do alfa e do ômega, do princípio e do fim.

O preto significa também o destino e a morte, favorece a autoanálise e permite um aprofundamento do indivíduo no seu processo existencial. No Ocidente, o preto é a cor do luto por expressar melhor a eternidade em seu sentido mais profundo: a não existência.

As pessoas que preferem o preto ou tem atração por ele são estranhas, distantes, taciturnas, procuram a renúncia e o isolamento. É a cor predileta de monges e outros tipos religiosos, pois permite um maior contato com o inconsciente e com a vida interior.

Indicações

O preto tem o efeito de isolar; por isso, muitas vezes é usado antes de uma aplicação específica, para neutralizar o paciente da influência de outras cores. Também pode funcionar como antídoto ao efeito indesejável de uma determinada cor. Tem ainda o curioso efeito de aumentar a capacidade de ação de outras cores, quando é aplicado simultaneamente a essas cores. Nesses casos, a técnica de aplicação da cor preta é simplesmente a permanência da pessoa num aposento escuro e totalmente sem luz.

Contraindicações

O preto é contraindicado, mesmo nas roupas, em caso de tristeza excessiva, depressão, melancolia, medo, senilidade e paranoia. Por isso, jamais deveria ser usado por pessoas que acabaram de perder um ente querido – o amarelo seria bem mais indicado. A tradição do uso do preto como a cor do luto era comum entre sacerdotes somente durante cerimônias fúnebres.

<u>CINZA</u>

Características

Trata-se de uma cor inteiramente neutra e isenta de qualquer capacidade de influenciar o ser humano, já que é o equilíbrio entre o preto e o branco, ou exatamente o meio do espectro cromático. O cinza não emite estímulo psicológico e, em qualquer tonalidade que se apresente, não produz nem tensão nem relaxamento: é completamente neutro. Transmite, assim, essa mesma neutralidade que dá sensação de equilíbrio e instabilidade. As pessoas que têm atração pelo cinza sentem necessidade de buscar o equilíbrio, a redução de conflitos psicológicos e pode estar carente de energia vital. O cinza é também preferido por aqueles que procuram isolar-se do mundo ou não se identificam com os padrões e valores mundanos.

Efeitos orgânicos

O cinza não exerce influência sobre os órgãos e as funções orgânicas ou metabólicas.

Indicações

O cinza é indicado quando se deseja reduzir alguma tendência psicológica ou emocional. Ele ajuda a melhorar os defeitos do caráter por meio da autoanálise e do autoconhecimento. O cinza melhora também o temperamento irascível.

Contraindicações

Nos casos de distanciamento da realidade, nas esquizofrenias, no autismo, em casos de memória fraca e desorientação no tempo e no espaço.

MARROM

Características

O marrom representa a constância, a necessidade de segurança, a dependência, a disciplina e a uniformidade, induzindo ainda à observação de regras. Como o marrom é uma espécie de vermelho escurecido, ele possui a vitalidade e a força impulsiva do vermelho, só que de forma atenuada pelo preto neutralizador. Assim, o marrom é uma cor que transmite uma vitalidade passiva. É uma cor indiferente, comumente preferida por religiosos e andarilhos. Por isso é que se diz que o marrom realça a importância das raízes, do lar e do agrupamento social.

Indicações

Nos casos de inconstância, indisciplina, neurastenia, psicose maníaco-depressiva, atritos familiares, rebeldia infantil.

Contraindicações

Autodisciplina excessiva, apego familiar exagerado, dependência afetiva, dependência psicológica à família ou ao grupo, ascetismo e isolamento.

<u>VIOLETA</u>

Características

O violeta é uma cor resultante da mistura do vermelho com o azul, conservando as propriedades de ambos, embora seja uma cor distinta. O violeta tenta unificar a conquista impulsiva do vermelho com a entrega delicada do azul. É a cor da identificação com o lado misterioso da vida. Permite a sensação de fusão entre sujeito e objeto, entre o indivíduo e o todo. É, definitivamente, uma cor ligada ao encantamento, ao sonho, ao estado mágico da mente, aos desejos espirituais, ao deleite espiritual ou astral.

O violeta é uma cor preferida mais pelas crianças e por pessoas imaturas ou que estejam em processo de busca de sentido espiritual para suas vidas.

Mas isso não quer dizer que a escolha do violeta signifique falta de maturidade ou de experiência. Quem prefere o violeta é claramente sensível e delicado. É a cor das pessoas que têm insegurança emocional e certa instabilidade psíquica. O violeta é uma cor feminina, transmitindo misticismo, identificação cósmica, intimidade sensível, encantamento e irrealidade.

Efeitos orgânicos

O violeta age em diversos órgãos, produzindo equilíbrio entre o sistema simpático e parassimpático.

Indicações

Carência afetiva, autodestruição, crises de personalidade, materialismo excessivo, remorso e sentimento acentuado de culpa.

Contraindicações

Mistificação, manias, psicoses, vícios de drogas, alcoolismo, hipoglicemia, fanatismo, dispersão mental.

PONHA MAIS COR NA SUA VIDA

A técnica de mentalização da cor produz resultados muito semelhantes aos das aplicações luminosas, pois é capaz de impregnar nosso campo sutil com as vibrações e a energia características de cada uma das cores.

Para beneficiar seu organismo com as cores, siga algumas técnicas:

Antes de mais nada, o relaxamento:

Escolha um local escuro e silencioso e deite-se de costas, sem usar travesseiro. Não cruze as pernas e mantenha os braços ao longo do corpo. Feche os olhos. Respire ampla e profundamente durante 10 minutos. Enquanto inspira e expira, vá relaxando cada uma das partes do corpo, desde a ponta dos dedos dos pés até o alto da cabeça. Você vai notar que, à medida que o corpo se distende, a respiração se torna mais lenta e profunda. Esvazie a mente e concentre-se apenas no ritmo da respiração – não pense em nada. Sinta-se totalmente relaxado antes de iniciar cada exercício.

O organismo como um todo

Metabolismo, como já vimos anteriormente, é um termo que designa o conjunto de complexas reações químicas, estreitamente combinadas, que ocorrem no interior do organismo. Essas reações desempenham um importante papel e variam de acordo com as respostas do corpo aos estímulos internos e externos.

- Para manter o metabolismo em perfeitas condições, imagine um azul-índigo metálico, intenso e vibrante. Mentalize essa luz inundando profundamente cada célula do corpo. Faça este exercício durante 15 minutos, todas as noites, ao deitar.

Ninguém pode sobreviver sem a capacidade de explorar o ambiente, registrar as mudanças e adaptar-se a elas. Essa é uma das funções do sistema nervoso.

- Para beneficiar o sistema nervoso, imagine a cabeça envolvida por um azul-índigo metálico muito brilhante. Pratique o exercício por 5 minutos.
- Para relaxar ou combater a insônia, mentalize uma luz violeta metálica, viva e pulsante, que envolve a cabeça e irradia-se por todo o cérebro.

Os hormônios são "mensageiros" que controlam várias atividades dentro do organismo. As secreções hormonais são vitais para a manutenção de um ambiente interno estável.

- Para equilibrar o sistema endócrino, imagine uma luz intensa amarelo-dourada, que envolve as glândulas sexuais (ovários ou testículos) e irradia-se até o pâncreas, as suprarrenais, o timo (um pouco acima do coração), a tireoide (na garganta), a glândula pineal e a hipófise (na região entre os olhos). Pratique o exercício diariamente, por 10 minutos.

Com a função de desdobrar os alimentos em compostos utilizáveis pelo organismo, o aparelho digestivo, numa definição simplificada, é um tubo que se prolonga da boca do orifício anal.

- Para beneficiar todos os órgãos que participam da digestão, mentalize um vermelho vivo, metálico e brilhante, na área da boca. Imagine essa cor descendo pelo esôfago e espalhando-se de modo a envolver todos os órgãos abdominais, até o reto e o ânus. O ideal é praticar este exercício por 15 minutos antes das refeições, diariamente.

Tanto as substâncias nutritivas como o oxigênio entram no sangue, que, impulsionado pelo coração, percorre todo o organismo.

- Imagine uma cor vermelho-púrpura muito intensa e vibrante concentrada no coração. Cada batimento por todo o corpo através das artérias e veias. Praticando diariamente por 10 minutos, este exercício promove a oxigenação dos tecidos, estimula a memória e favorece o tratamento de doenças circulatórias. É preventivo do infarto e muito útil no tratamento pós-infarto.

Para que o organismo possa extrair energias das substâncias nutritivas, é necessário queimá-las. Isso é possível graças ao oxigênio, que penetra no organismo pelo aparelho respiratório.

- Para beneficiar este conjunto de órgãos e funções, imagine uma cor luminosa azul-celeste que penetra pelo nariz, atravessa a traqueia e inunda o peito, atingindo profundamente os brônquios e os pulmões. O exercício é especialmente eficaz quando praticado logo cedo, ao acordar, durante 10 minutos.

O conjunto formado pelo esqueleto, com suas articulações, e pelos músculos, tendões e ligamentos é responsável por todos os movimentos do ser humano.

- Mentalize um laranja metálico forte e vivo que se espalha por todo o corpo, concentrando-se nas articulações. No caso de juntas doloridas, imagine a cor mais intensa nessas regiões. Pratique o exercício todas as noites, ao deitar, durante 15 minutos. Eficiente no tratamento de luxações, fraturas, reumatismo, ciática, dores na coluna, hérnia de disco etc.

O tratamento pela cor era utilizado pelas civilizações antigas do Egito, nos grandes templos de KARNAK e TEBAS. Em suas salas coloridas, praticavam-se pesquisas sobre o uso da cor na saúde; arqueólogos encontraram outros templos, construídos de tal forma que os raios do sol refratavam as cores do arco-íris nas salas. Submetendo-se ao uso de rituais de culto para ajudar na cura, os médicos diagnosticavam as doenças e encaminhavam os pacientes para uma das salas onde recebiam a cor necessária para o restabelecimento orgânico. Empregavam a técnica da água solarizada, utilizada também pelos hindus, chineses etc. Também usavam as pedras na cromoterapia, a teoria prática da Gemoterapia era de que as pedras continham a energia concentrada de um único matiz.

Embora a Cromoterapia, como muitas ciências da atualidade, tenha suas raízes no passado, ressurgiu em nossos tempos a partir dos experimentos realizados em plantas pelo inglês Robert Hunt – sobre a influência exercida pelas cores no crescimento das plantas.

Apesar de terem sido publicados livros que falavam sobre a utilização das cores nas técnicas de cura, foi um cientista indiano, D. P. Ghadiali, que descobriu os princípios científicos que explicam por que e como os diferentes raios coloridos têm efeitos terapêuticos diversos sobre o organismo. Após vários anos de pesquisas, ele publicou uma obra-prima sobre a Cromoterapia (1933). Trabalhou e lecionou nos EUA e desenvolveu vários tipos de lâmpadas coloridas. Segundo ele, as cores representam potenciais químicos em altas oitavas de vibração. Para cada órgão ou sistema do corpo humano, há uma cor que estimula e outra que inibe seu funcionamento. Quando o equilíbrio adequado das energias coloridas é perturbado, advém as doenças e, quando o desbalanceamento se torna demasiado grande, a morte. A cromoterapia não tem como finalidade reviver as células já mortas, mas sim restaurar e criar condições de recuperação das células debilitadas, através da ação da cor no campo etéreo. Estimula a capacidade regenerativa, bem como proporciona a formação de novas células. O emprego de diferentes cores altera ou mantém as vibrações do corpo numa frequência que resulta em saúde, bem-estar e harmonia.

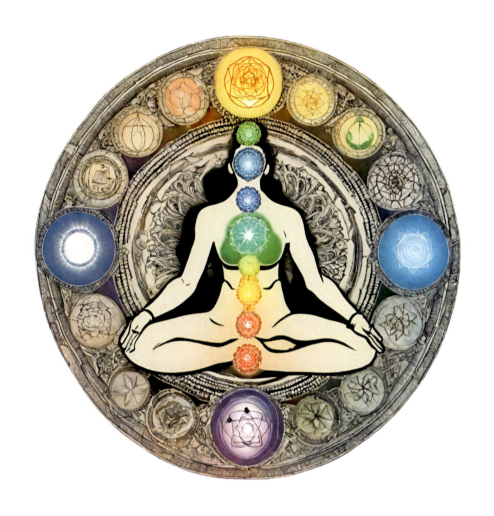

Capítulo 6

OS CHAKRAS

DESCRIÇÃO

Chakra é uma palavra do sânscrito, significa roda.

Segundo a filosofia indiana, são pequenos vórtices de energia em forma de funil, presentes em todos os nossos corpos energéticos. São centros captadores e distribuidores de energia. Possuímos 7 principais chakras que se situam na altura de nossas glândulas endócrinas. Estes chakras captam a energia "chi" ou "ki"(para os reikianos). Esses vórtices giram constantemente captando e distribuindo a energia para os corpos densos ou sutis. Os chakras distribuem energias a grupos de órgãos e vísceras correspondentes no corpo físico. A limpeza e energização destes centros de forças possibilitam que a saúde física seja de melhor qualidade, pois os chakras captam as energias e vibrações etéricas contidas em nosso ambiente, o "chi" presente em todos os níveis da natureza, e depois as distribuem, por canais chamados *nadis,* para o sistema nervoso, sistema endócrino e para o sangue.

> *"os chakras se apresentam como espécies de redemoinhos resultantes do choque das energias etéricas do mundo superior, quando entram em contato turbilhonante com as forças etéricas agressivas e vigorosas do plano físico. Do encontro das energias sutilíssimas descidas do alto e das forças primárias que sobem da terra carregadas de impurezas próprias do mundo animal instintivo. O fenômeno é algo semelhante ao que acontece na atmosfera do orbe, quando as correntes de ar quente sobem da crosta da terra, resultando os redemoinhos de vento ou tufões. Os chakras, quando observados de perfil em seu veloz funcionamento giratório. Assemelha-se a verdadeiros pratos ou pires de energias turbilhonantes com característica depressão do centro, visto de frente, lembram o movimento vertiginoso das hélices dos aviões, mas despedindo cintilações de cores devido ao prana – que os irriga e se compõe de modo prismático" (Elucidações do Além – Hercílio Maes).*

LOCALIZAÇÃO

Possuímos aproximadamente 72 mil chakras de vários tamanhos e funções em nossos corpos energéticos.

CORPO, segundo a física, é tudo o que tem matéria ou ocupa lugar no espaço. É o caso do nosso corpo físico, ele é formado por átomos e eles geram calor, eletricidade e magnetismo. Essas vibrações irradiam de nós gerando um CAMPO de energia "o corpo energético".

CAMPO é uma região do espaço onde se verifica um fenômeno. Ex: a chama de uma vela cria um campo de calor, o imã cria um campo magnético. Estes CAMPOS estão além da terceira dimensão. Nos campos de energia as leis que regem a matéria não funcionam.

Em 1935, os cientistas verificaram em laboratório que a mente humana é capaz de atuar sobre átomos. Por isso, a energia obedece às informações que a mente dá. Os pensamentos emitem as ondas já mencionadas, que são informações que alteram o estado vibratório dos átomos, alterando assim sua energia, seu funcionamento. As energias elétricas e magnéticas que são geradas pelos átomos são aquelas de que estamos falando desde o início e que há milênios os chineses chamam de *chi*, os japoneses de *ki*, os indianos de *prana* e os kardecistas fluido vital.

O campo de energia humano é chamado de AURA.

A energia que vibra em todo o universo provém basicamente do funcionamento dos átomos. E impregna todo o espaço, vibra em diferentes frequências, densas ou sutis. Segundo os mestres, existem sete níveis, com sete corpos que se interpenetram como tintas coloridas em um copo d'água.

- Nível com energia mais densa – 1) corpo físico e corpo etérico – embora seja energético, é formado por energias que emanam do corpo físico, por isso pertence a ele. Esta energia vem dos alimentos, líquidos e do ar que respiramos.

- Nível de energias mais sutis – 2) astral ou emocional 3) mental 4) intuitivo ou mental superior 5) monádico ou búdico.

- Nível sutil – 6) corpo divino ou átmico (no Reiki, onde se localiza a energia Rei).

- Bem entre estes corpos estão os chakras recebendo as energias cósmicas e telúricas e distribuindo para os corpos.

- Quando um ser evolui, os "campos" aumentam de tamanho e abrangem um território cada vez maior e seus chakras desenvolvem-se apresentando cores e tamanhos diferentes, mas o número de <u>pétalas é sempre igual.</u>

O sistema chákrico absorve energias e as faz circular pelos nádis, por onde são distribuídas a todo o duplo etérico. O sistema circulatório prânico compõe-se de canais eletromagnéticos que têm por missão produzir a circulação do prana no corpo vital.

Os três principais canais eletromagnéticos chamados nádis são: Suschuna, Píngala e Ida. Existem 82.000 nádis.

SUSCHUMA: - Corre no interior da coluna vertebral, indo desde o cóccix alto da cabeça.

PINGALA: - Nasce na narina direita e desce sinuosamente até o cóccix, solar quente e masculino *yang*.

IDA: - Nasce na narina esquerda e desce também sinuosamente até o cóccix. É lunar frio e feminino.

SIGNIFICADOS

Divisão dos grupos de chakras:

INFERIOR - Primeiro e segundo chakras estão relacionados com nossa fisiologia. O primeiro está muito relacionado com a fisiologia, relaciona-se com a kundalini, energia da vida, da sexualidade e da criatividade.

MÉDIOS - Terceiro, quarto e quinto estão relacionados com as forças que a personalidade transmite ao seu eu superior.

SUPERIORES - Sexto e sétimo estão relacionados com as glândulas hipófise e pineal e com todos os processos de abertura de consciência, por isso somente se movimentam com vigor em pessoas que estão verdadeiramente na marcha do autoconhecimento. Dizem os mestres que cada pétala dos chakras correspondem a uma virtude, a uma qualidade moral. À medida que evoluímos e tornamo-nos seres melhores e mais conscientes, mais e melhor funcionam nossos chakras.

Girando com mais velocidade, produzem mais energia e campos de atuação maiores. Aceleram a consciência e trazem mais equilíbrio. Se os chakras etéricos estão bem é um sinal de boa saúde física e não de grande evolução interior. A reforma íntima é que irá iluminar e equilibrar os chakras dos corpos energéticos superiores, este nível é sem dúvida um processo demorado e requer perseverança de toda uma vida.

1.º Chakra – Básico – Muladhara – Sexualidade

Localização: na altura dos órgãos genitais, na base da coluna.

Como centro de ser: sexo e sobrevivência.

Significa: eu produzo, eu concretizo.

É o chakra que vai reger a nossa capacidade de realizar concretamente o que desejamos, assim como nos entendemos com as condições concretas e reais em que estamos inseridos.

É o chakra que rege a energia física, o "pique". Localizado acima do útero, sua conotação simbólica está diretamente ligada à capacidade de criar, rege, portanto, a sexualidade e a agressividade – (=raiva e/ou capacidade de ação. Tem a ver também com qualquer tipo de raiz.)

Cor – vermelho – 1.000 – 1.200 Hz

Identificação de bloqueio: além da simples detecção pelo calor ou frio, que indica desequilíbrio do circuito energético, ou da informação passada por qualquer doença gerada na área – processos esses que podem ser utilizados com segurança para o tratamento de qualquer chakra –, há sempre as indicações específicas para encontrar e tratar os problemas de cada área.

Ex.: febre, excesso de agressividade, de atividade física, de trabalho, sexualidade descontrolada são estados com excesso de vermelho. Isso exige um antídoto, verde ou azul, ou, em outras palavras, um cristal calmante deve ser utilizado para amenizar o excesso. Ao contrário, desânimo, estafa, frigidez, falta de iniciativa, de atitude, etc. são estados que pedem a aplicação das pedras vermelhas para ativar.

No caso deste chakra há uma dificuldade natural de desvendar a verdadeira natureza do sintoma que aparece. Uma pessoa pode estar agressiva ou trabalhando em excesso exatamente por insegurança, medo ou para compensar uma depressão. Como é muito delicado acertar a dosagem do vermelho para ativar sem provocar excessos desnecessários, a forma mais segura é utilizar o procedimento adequado para equilibrar qualquer chakra: 1- vermelho, 6- azul ou 7- violeta, utilizados conjuntamente. Assim se equilibra todo o circuito sem riscos.

Área física que rege este chakra: sangue, coluna, sistema nervoso, órgãos genitais, ânus.

Disfunções: anemia, deficiência circulatória, prisão de ventre, ciática e hemorroidas.

Elemento: terra.

Algumas pedras que estão associadas a este chakra: hematita, jaspe e turmalina negra.

Óleo indicado: flor de pitanga e ylang ylang – estimulam a vontade para a concretização de sonhos e realização profissional. Ajudam na materialização de desejos. Ativam a energia de restauração física. Realizam a expansão das nossas estruturas, dando sustentação para novos ciclos. Fortalecimento e energia vital.

Floral: sempre-viva.

2.º Chakra – Esplênico – Swadhistânia – Sensualidade

Localização: quatro dedos abaixo do umbigo. Tem correlação com a glândula das gônadas.

Como centro de ser: como eu sou, por que sou assim.

Significa: eu me relaciono bem emocionalmente com as situações da minha vida, eu me emociono e libero a criatividade.

É o chakra da capacidade de fazer amigos, de estabelecer relações emocionais, da maneira como eu reajo emocionalmente diante das situações da vida cotidiana. Da sexualidade enquanto resultado de emoções bem ou mal colocadas. É geralmente ligado ao modo como a família de origem permitia ou não a troca de expressões emocionais.

Cor – laranja 950 – 1.050 Hz

Identificação do bloqueio: qualquer tensão emocional que atinja esta área vai de cara soltar ou prender o intestino, ou provocar cólicas de intestinos ou rins.

Área física correspondente: pele, glândulas mamárias, ovários, rins, próstata e testículos.

Disfunções: problemas geniturinários, problemas sexuais e instabilidade afetiva.

Elemento: água.

Algumas pedras associadas: âmbar, rubi e citrino.

Óleo indicado: erva-doce e mirra. Estimula a união e a compreensão entre as pessoas. Auxilia na restauração dos sentimentos relacionados aos familiares e amigos. Ajuda na transmissão e absorção de energia do corpo físico. Dá vitalidade ao organismo.

Floral: fruto de jurubeba.

Terceiro chakra – Plexo Solar – Manipura – Emocional

Localização: na boca do estômago, logo abaixo do osso esterno, um pouco acima do umbigo e tem correlação com a glândula do pâncreas e baço.

Como centro de ser: como eu me relaciono comigo e com os outros.

Significa: eu tenho consciência de que sou e do que quero, eu tenho controle da minha vontade consciente, portanto eu realizo meus desejos, eu sou feliz, tenho alegria de viver, produzo bem porque faço o que gosto e, consequentemente, tenho progresso material.

É o chakra da afirmação do ego em todos os níveis da vida concreta. Do poder pessoal, da sabedoria. É o chakra da prosperidade, pelo qual transformamos em realizações concretas nesta vida tudo o que recebemos da fonte superior.

Cor – amarelo – 500 – 700 Hz

Identificação do bloqueio: tem problemas nesta área a pessoa que não faz o que gosta, ou que não está fazendo as coisas da maneira como gostaria.

Área física correspondente: digestiva, respiração, diafragma, dilatação, veias, adrenalina, pele, estômago, duodeno, pâncreas, fígado.

Disfunções: úlceras, distúrbios digestivos, diabetes, cálculos biliares, rejeição dos desejos, asma, alergias etc.

Elemento: fogo.

Algumas pedras associadas: citrino amarelo, cornalina e topázio.

Óleo indicado: óleo de camomila e limão.

Equilibra e relaciona as energias da força física e do pensamento. Realiza uma explosão de jovialidade e otimismo. Estimula as emoções sinceras, a energia pessoal e o carisma. Fortifica o sistema digestivo e é de grande auxílio em estados de estresse.

Floral: de bougainvillea branca.

Quarto chakra – Chakra Cardíaco – Anahata – Sentimental

Localização: entre os mamilos, na direção do coração.

Como centro de ser: como eu sinto.

Significa: gosto de mim e acredito que os outros também podem gostar, quero amar e ser amado.

É o chakra da autoestima, da autovalorização, do coração, no sentido físico e emocional.

É o chakra do afetivo, o que conta a história das nossas mágoas e carências, das vezes que acertamos no amor. É o nosso ponto mais vulnerável. Quando muito machucado, tendemos a fechá-lo. É neste chakra que vamos desenvolver a capacidade de gostar de nós mesmos e dos outros.

Cor – rosa ou verde – 250 – 475 Hz

Área física correspondente: coração, sistema imunológico, gânglios linfáticos, timo. Sendo o coração o responsável pelo bom funcionamento de todas as partes do corpo, como bombeador da vida que é, o equilíbrio deste chakra, tanto no sentido físico quanto emocional, é extremamente importante, pois por meio dele equilibramos tudo o mais.

Disfunções: problemas cardiovasculares e respiratórios, indiferença, tristeza e depressão.

Elemento: ar.

Algumas pedras associadas: quartzo rosa e verde, turmalina rosa e verde.

Óleo indicado: óleo de rosa e alecrim.

Cura a "dor da alma". Auxilia nos estados depressivos. Dá coragem e possibilidade para que se criem novos vínculos afetivos. Traz o poder do amor e da compaixão universais para a vida. Revela a beleza em todas as coisas da vida e da natureza.

Floral: de bougainvillea púrpura.

Quinto chakra – Chakra Laríngeo – Vishuda – Expressão

Localização: no centro da garganta ou da nuca.

Como centro de ser: minha força, minha fé, minha confiança, minha expressão.

Significa: eu me comunico, eu me expresso livremente, digo o que sinto e o que penso. Eu estabeleço uma boa comunicação entre áreas – emocional, material e mental.

É o chakra que diz respeito às coisas que colocamos para fora e dos "sapos" que engolimos.

Por meio dele tratamos das dificuldades de comunicação em geral. Uma pessoa que vive só na cabeça e cortou seu lado emocional ou físico ou vice-versa.

Cor – azul – 250 – 275 Hz

Identificação do bloqueio: além de identificação pelos problemas da área física imediata que é de cara atingida – dor de garganta, tosse, dor de ouvido –, o desequilíbrio deste chakra vai se manifestar sob a forma de tensão que contrai a região da nuca e dos ombros, causando dores na coluna, na cabeça, fadiga e insônia, principalmente. Essa contração faz com que haja um fechamento dos vasos sanguíneos e dos canais nervosos que bombeiam e alimentam todas as nossas forças vitais, o que vai causar distúrbios físicos dos mais variados, e o cansaço por mau funcionamento do organismo, que estará fazendo um esforço extra para se manter ativo. Mas os primeiros sintomas serão na própria área. A liberação do que estamos engolindo a contragosto, ou a resolução dos mal-entendidos causados pela má comunicação costuma ter efeito imediato.

Área física: glândula tireoide, garganta, nervos, ouvidos, músculos tensos da área.

Disfunções: dor de garganta, tosse, dor de ouvido.

Elemento: metal.

Algumas pedras associadas: quartzo azul, turmalina azul e água-marinha.

Óleo indicado: óleo de violeta e sândalo.

Libera a fala. Dá espaço para novos sonhos, sentimentos e atitudes. Ativa os campos psíquicos e auditivos, deixando fluir os sentimentos reprimidos. Bom para pessoas retraídas e tímidas.

Expande a sensibilidade e auxilia os profissionais e as pessoas que falam em público.

Floral: hortelã-pimenta.

Sexto Chakra – Frontal – Ajna – Intuição

Localização: entre as sobrancelhas.

Como centro de ser: meu oculto.

Significa: eu vejo claramente.

É o chakra que rege a clareza mental e espiritual. É onde vamos trabalhar a abertura do canal da intuição, nosso campo de contato com as energias do campo astral. Esse contato vai nos permitir ter clareza a respeito do que somos e vivemos aqui e agora – é o chakra da sintonia do ser humano como o EU SUPERIOR, do desenvolvimento da clarividência, da visualização, da autoestima, da autointuição. A clareza que permite viver no presente sem perguntas não respondidas, sem dar importância à opinião alheia. O ego superado no seu ponto de vista unicamente material, para que eu possa realizar neste mundo, graças à orientação recebida pela intuição.

Cor – índigo – 250 – 275 mais 1.200 Hz

Área física: glândula pituitária, cérebro, ouvidos, olhos, nariz.

Disfunção: sinusites, catarata, dores de cabeça, alucinações, rigidez mental e esquecimento.

Algumas pedras associadas: ametista, azurita e safira.

Óleo indicado: óleo de jasmim e alfazema.

Ajuda na visualização, na imaginação criativa e clarividência. Libera o centro de percepção do organismo. Integra as ideias com a experiência e capacidade de organização. Estimula a glândula pituitária. Deixa fluir a intuição. Aumenta a confiança. Bom para estudantes e pessoas que necessitam de inspiração.

Floral: floral de lótus.

Sétimo Chakra – Chakra Coronário – Sahasrara – Inspiração

Localização: no alto da cabeça.

Como centro de ser: meu encontro com o divino.

Significa: eu transcendo.

É o chakra da realização total, em todos os níveis. Do indivíduo que alcançou plena consciência de si, total sintonia com as energias cósmicas e não faz mais concessões de nenhuma espécie. Sendo muitas vezes marginalizado. É o chakra do verbo SER, em plenitude. Onde o indivíduo alcançou sua verdade e seu código de ética, seus valores passam a ser ditados pela coerência interna, mesmo que isto lhe custe acusações de ser um estranho no ninho. Desaparece o medo da morte, consciência total do que somos, nos alça a uma dimensão maior, fazendo uma passagem em vida, expandindo infinitamente os limites de compreensão a respeito do pequeno mundo físico. É através dele que estamos diretamente ligados ao campo astral. É o chakra da iluminação.

Cor: branco/violeta/dourado – 1.000 – 2.000 Hz mais 300 – 400 Hz; 600 – 800 Hz

Área física: glândula pineal, sistema nervoso e cérebro.

Disfunções: derrame cerebral, tumor no cérebro, intelectualidade exagerada, sensação de falta de sentido na vida.

Algumas pedras associadas: diamante, cristal de quartzo.

Óleo indicado: óleo de laranja e lavanda.

Auxilia a ligação com o Eu mais profundo. Estimula a glândula pineal. Ajuda na prática da meditação e na concentração. Abre a mente para novos conceitos de vida. Dá o poder do entendimento e a força da aceitação.

Floral: floral de lótus.

Chakra dos pés

Localização: na planta dos pés, bem no meio.

Significa: eu tenho o pé no chão, eu me entendo com as circunstâncias da vida que levo.

São os chakras de base, que nos mantêm pisando no chão, enraizados à concretude da vida. Eles nos dão calço e apoio para pisar firme e caminhar. Quando nos sentimos "sem chão".

Cor: preto ou fumê.

Chakra das mãos

Localização: nas palmas das mãos.

Significa: eu sou um canal, um instrumento de energização.

Estes chakras equivalem, no nosso corpo, às funções de equilíbrio de energia (retirar, colocar, fazer circular). É por meio deles que atuamos diretamente sobre o corpo, nosso ou alheio, para mexer com a energia. Esses chakras serão a "ponte" pela qual passam – entrando ou saindo – as energias positivas e negativas com as quais estamos lidando, e que se movimentam através de nós que somos o canal de recebimento para as funções cósmicas.

Chakra umeral

Localização: fica atrás (nas costas), do lado esquerdo.
Significa: minha relação mediúnica.
Este chakra fica alinhado ao chakra cardíaco quando a pessoa está em completa sintonia com a sua espiritualidade e a realidade material. Entendimento total de por que estou aqui e qual é a minha missão em sua amplitude.
Cor: azul claro.

RECOMENDAÇÕES

Se você ainda não conhece o Sistema Chákrico com suas correspondências e necessidades. Procure um profissional apto a fim de corrigir os excessos e carências dos mesmos. A energização dos chakras infantis é necessária a partir de uma determinada idade, em casos específicos. Por se tratar de chakras ainda em formação, se não for um conhecedor do assunto, melhor não arriscar.

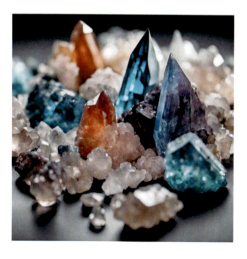

Os terapeutas que trabalham com cristais corrigem as ausências ou excessos de cada chakra dispondo-os sobre os chakras, os quais fortalecem os órgãos vitais e eliminam energias densas que impedem que eles captem as vibrações sutis, prejudicando o funcionamento do corpo físico. Embora pareça simples, requer muito tempo de estudo e dedicação.

Na aromaterapia são utilizados óleos que, diluídos em água ou creme de massagem ou inalados, proporcionam equilíbrio interior. O termo AROMATERAPIA é uma combinação das palavras AROMA – cheiro ou fragrância – e TERAPIA – tratamento para corpo, mente ou condição social de alguma pessoa, ajudando e facilitando um processo de mudança e cura.

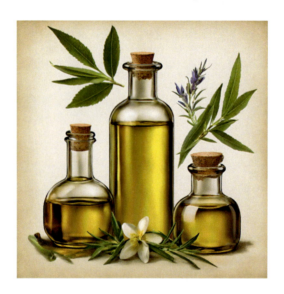

No contato com a pele, os óleos estimulam as terminações nervosas, a circulação, o sistema linfático, os músculos, os tecidos, o sistema nervoso ou atividade endócrina.

Quando inalados, os óleos estimulam as terminações nervosas do nariz, que enviam mensagens ao cérebro.

Óleos mais usados:

Alfazema: relaxante, medicinal, analgésico, antidepressivo, desodorante, diurético, inseticida, calmante, tônico, sedativo, estimulante. Por ser adaptogênico, pode ser usado tanto para estimular como para relaxar.

Tomilho: antioxidante, antisséptico, antiespasmódico, adstringente, diurético, expectorante, estimulante e tônico. Não deve ser usado durante a gravidez.

Eucalipto: antisséptico, antivirótico, bactericida, desodorizante, expectorante, fungicida, inseticida.

Camomila: analgésico, antialérgico, anti-inflamatório, antiespasmódico, bactericida, sedativo, tônico-coração, fígado, estômago e útero, laxante, hepático.

Alecrim: excitante, estimulante, analgésico, antisséptico, calmante, tônico, antiespasmódico diurético e hipertensivo.

Uso: em massagens, banhos, inalações, vaporizações, compressas, creme, loção ou xampu.

A utilização das plantas vai muito além dos sabores e aromas. Os florais são exemplos, pois utilizam a essência vital das flores.

São extraídos em processos delicados de captação de energia. A captação dessa energia pode ser feita por capítulos das flores, da colheita de orvalho, ou da colocação do veículo-base ao lado da flor.

Os florais agem na vibração do ser curando a mente de maneira suave e natural, permitindo que o corpo tenha vontade de curar-se e restabelecer o desequilíbrio.

Reagem melhor os casos de estresse, disfunções digestivas, problemas do sono e de pele.

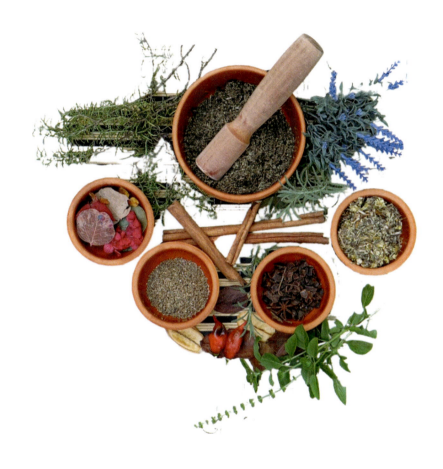

Capítulo 7

FITOTERAPIA

DESCRIÇÃO

A fitoterapia é provavelmente a mais antiga forma de medicina. É utilizada para tratar e prevenir os males físicos e emocionais. O termo "erva" abrange qualquer planta e parte de uma planta que possa ser utilizada para produção de um remédio. Restaura a harmonia do corpo e da mente. Incluindo ervas culinárias, especiarias, algumas frutas e vegetais utilizados na alimentação.

Como já vimos até agora, o que faz com que o corpo físico adoeça é o desequilíbrio do "chi", que impede que a energia flua suavemente.

De que forma que a Fitoterapia atua? Para a medicina chinesa, o corpo humano capta a energia vital proveniente dos mananciais da natureza, em especial do sol. Essa energia sendo das fontes naturais, como do sol, é distribuída de modo perfeito por todo o organismo através de canais invisíveis denominados meridianos e se polarizam nas duas correntes já estudadas: *yin* e *yang*. Identifica-se onde se localiza o desequilíbrio por meio de meridianos, e prescrevem-se as ervas de acordo com o meridiano do qual faz parte o órgão. Para conduzir a energia pelos meridianos, utiliza-se o relógio cósmico, a cada duas horas a energia vital concentra-se num meridiano determinado. Este circuito é útil para todas as técnicas ligadas à acupuntura.

LEIS

LEI DOS CINCO ELEMENTOS:

O *wey-ching* ensina a importância da aplicação da teoria dos cinco elementos, que certamente é uma herança dos "cinco" elementos do Ayurveda, com a diferença de que, na medicina chinesa, os elementos éter e ar são substituídos por madeira e metal, respectivamente. De acordo com a lei dos cinco elementos, cada meridiano possui cinco pontos especiais, cada um dos quais correspondendo a um dos cinco elementos, e assim estão sujeitos à mesma ação dinâmica que move a interação dos elementos.

A acupuntura trabalha identificando nestes canais chamados "meridianos" os desequilíbrios e estimula o fluxo por meio de agulhas que são colocadas ao longo dos meridianos invisíveis, permitindo que o corpo pelo equilíbrio cure a si mesmo; os objetivos da acupuntura são dois:

Curar corrigindo as falhas, e equilibrando as forças.
Prevenir conservando a saúde pela manutenção do equilíbrio.

Tratamento por acupuntura:
Sedação - retira os acúmulos energéticos.
Tonificação - repõe carências.

LEIS DA ACUPUNTURA

- *Lei da circulação superficial da energia – de acordo com o circuito energético do relógio cósmico, trabalha-se o meridiano em que a energia encontra-se mais concentrada.*

- *Lei mãe/filho – um meridiano sempre é filho de seu precedente e mãe do seguinte. Portanto, quando se tonifica (se estimula) ou seda-se um dos meridianos, o meridiano seguinte e o anterior sofrem os mesmos efeitos, embora este último em menor escala.*

- *Lei do meio-dia/meia-noite – quando um meridiano é tonificado ou sedado, em seu oposto no relógio cósmico ocorrerá exatamente o contrário do estímulo que foi dado.*

CORRELAÇÕES

A utilização da Fitoterapia não é diferente, identifica-se pelos sintomas o meridiano, o órgão e o elemento e prescreve-se a erva capaz de atuar devolvendo as funções normais do órgão afetado.

De que forma é feito o diagnóstico:

Ex.: aftas.

Meridiano do estômago

Cor da pele branca pálida

Emoção rancor, rejeição e mágoa

Elemento: terra

Sabor Doce

Chá indicado poejo

Alimento fibroso

E como tratar: identificado o meridiano, o elemento e órgão, pode-se indicar o alimento e o chá.

Por que se observa a estação? A estação é mais importante do que se imagina, os chás que beneficiam o órgão do estômago devem ser colhidos e acondicionados na estação correspondente, pois isso aumenta a potência. Tão importante quanto a época da colheita e forma de colher, assim como os cristais devem ser programados, os chás também necessitam de uma programação. A forma adequada para que a planta ou os alimentos sejam programados e ativem seu princípio é a mentalização da finalidade para a qual serão utilizados. A desidratação da forma correta fará com que seja extraído seu veículo condutor, a água. O acondicionamento da erva em lugar seco e longe da luz fará com que o princípio ativo seja preservado até que, com a utilização da água em temperaturas de acordo com a estrutura da erva (folhas finas, grossas, caules, raízes etc.), possa ser ativado novamente.

Uma dica interessante é acondicionar as ervas em recipientes com as cores que têm sua característica. As ervas energéticas em recipientes vermelhos, as calmantes em recipientes azuis, as depurativas em recipientes verdes etc.

O princípio ativo de alguns alimentos também se mantém adormecido. Como o feijão que, se não for hidratado antes do cozimento, perde metade do seu valor nutricional, assim como a maioria dos cereais e sementes.

Outro fator que gostaria de observar é o porquê dos chás e alimentos terem perdido sua credibilidade junto à população mundial. Além da coleta, acondicionamento e a falta de programação adequada, o homem desgasta-se em cultivar alimentos e ervas em locais e épocas impróprias e desnecessárias. Desgasta seu físico, seus recursos naturais e materiais para corrigir seus deslizes junto ao seu planeta e semelhantes. O homem investe tempo e dinheiro para adaptar plantas a locais e épocas que muitas vezes não são adequados. Perde grande parte de sua vida por não entender que se uma planta nasce em determinado local é porque naquele local irá residir um ser que necessitará de sua utilização, para preservação, desenvolvimento e tratamento.

Um exemplo claro disso está na ordem natural que a Mãe Natureza colocou nos alimentos.

ALIMENTOS	ESTAÇÃO
Flores	Primavera
Folhas	Verão
Caules	Outono
Raízes	Inverno

Os chás que se apresentam na natureza também localizam-se nas regiões de acordo com as necessidades dos habitantes. O dia em que o homem aprender a respeitar e a entender a natureza, evitará o desgaste físico e planetário em que está. O desequilíbrio que sofreu o homem devido a hábitos pessoais e comportamentos sociais se reflete em desarmonias que se registram por meio de doenças, guerras, disputas, desequilíbrios de uma forma geral.

Tudo no universo obedece a uma ordem, por que plantar e cultivar alimentos que o meu corpo não necessita? O cultivo de algumas ervas que não correspondem nem ao período nem ao local apropriado muitas vezes se faz necessário, apesar de dispendioso, porque esses hábitos dos homens criaram um desordenamento orgânico e originam cada vez mais doenças que requerem a fabricação de medicamentos que necessitam de uma "matiz" que na maioria das vezes não está disponível.

O cultivo das plantas tanto culinárias como medicinais é regido pelo *alto*, a influência da energia lunar é aceita até pelo mais cético dos agricultores. O armazenamento, plantio e a colheita são feitos mediante a observação dos astros.

Como funciona uma vez que todos os planetas de nosso sistema orbitam aproximadamente o mesmo plano, vemos o Sol e os planetas desfilarem pelo céu sempre pelo mesmo caminho. Esse caminho percorrido pelos planetas leva o nome de Zodíaco. É dividido em doze constelações que estão distribuídas em quatro grupos de três – cada grupo ligado a um dos elementos: terra, fogo, ar e água.

À medida que a lua passa pelas constelações, transmite ao solo e às plantas forças que vão beneficiar as quatro partes dos vegetais.

A relação dos astros com os seres vivos foi estudada e analisada verificando-se a relação dos elementos com as plantas e os planetas do sistema solar. No início do século passado foram retomadas as pesquisas por Rudolf Steiner e sua seguidora Maria Thun formulou o calendário agrícola, que ajuda na preparação do solo, cultivo e armazenamento.

SIGNO ASTRONÔMICO	PLANETA	ELEMENTO	PARTE DA PLANTA
Áries	Marte	Fogo	Sementes e frutos
Touro	Vênus	Terra	Raízes
Gêmeos	Mercúrio	Ar	Flores
Câncer	Lua	Água	Folhas e caules
Leão	Sol	Fogo	Sementes e frutos
Virgem	Mercúrio	Terra	Raízes
Libra	Vênus	Ar	Flores
Escorpião	Plutão	Água	Folhas e caules
Sagitário	Júpiter	Fogo	Sementes e frutos
Capricórnio	Saturno	Terra	Raízes
Aquário	Urano	Ar	Flores
Peixes	Netuno	Água	Folhas e caules

Veja agora as partes da planta que se beneficiam de acordo com a passagem da constelação regida pelo elemento a qual pertencem:

Além dos elementos, deve-se ter a percepção da situação do local, situação do solo, orvalho, variações da temperatura, a época da reprodução dos insetos e o comportamento dos animais. A agricultura orgânica, desenvolvida na Índia, e que chegou ao Brasil há pouco mais de vinte anos, tem como proposta não usar inseticidas, fungicidas, herbicidas e adubos químicos. Pode-se dizer que é uma visão holística da agricultura, em que solo, sementes, insetos, mato etc. são parte do mesmo organismo. Os produtores adotam a rotação de culturas e se preocupam com as condições físicas, biológicas e químicas do solo, que é visto como um sistema vivo e não como uma base para a planta crescer, como acontece na agricultura convencional. Pequenas áreas da mata são preservadas para proporcionar a visita dos insetos, eles se alimentam das pragas que, eventualmente, surgem na lavoura, as quais, segundo os agrônomos, só aparecem quando há um desequilíbrio, e não se deve simplesmente eliminá-las, mas pesquisar por que apareceram. O lema da agricultura orgânica é ser ecologicamente saudável, socialmente justa e economicamente sustentável. Diminuindo cada vez mais o impacto ambiental, garantindo a qualidade de vida dos trabalhadores.

Qual a diferença entre a agricultura orgânica e a dos alimentos transgênicos?

Os alimentos transgênicos chegaram ao mercado e vêm causando polêmica no mundo todo. A transgenia começou no Japão, depois da Segunda Guerra. Uma mistura entre arroz e trigo resultou num trigo pequeno, mas de produção duas vezes superior ao cereal concorrente norte-americano. Iniciava-se então a transferência de genes de um organismo vivo para outro, seja este uma planta ou um animal, essa manipulação genética é que faz as plantas serem denominadas transgênicas. São geneticamente modificados, mais tolerantes a herbicidas e resistentes a pragas. Isto é, estes alimentos sofrem uma alteração na estrutura genética, parte da célula que armazena o código da vida foi alterada pela inserção de genes de outro organismo, de modo a lhe atribuir uma característica não programada pela Natureza. Uma planta que produz uma toxina antes só produzida por uma bactéria. Um microrganismo capaz de processar insulina humana. Um grão acrescido de vitaminas e sais minerais que sua espécie não possuía.

Tudo isso é o chamado OGM – organismo geneticamente modificado. São vistos pelos cientistas como uma solução para o problema da fome mundial, mesmo ainda não sabendo se causam ou não mal ao organismo. A estimativa é de que no ano 2100 a população chegará a 11 bilhões de pessoas, e que a produção agrícola tradicional não teria como alimentar tanta gente. Será mesmo que a solução é o ser humano causar mais desequilíbrio ao meio em que vive, já não basta o que está acontecendo diariamente. Em vez de o ser humano ficar brincando de Deus, não seria melhor nestes cem anos adotar uma política de controle da natalidade e recuperação da Natureza? E quem sabe em 2100 não teremos superpopulação nem dificuldade em obter nosso alimento. O homem deveria observar mais a Natureza, respeitar mais as fontes naturais. Valorizar a vida, praticando um mandamento Divino de *Não Matar*; utilizar todo o recurso que obtém para devolver ao nosso amado Planeta a vida que lhe tiramos.

As verduras e alimentos orgânicos duram mais tempo, apesar de as frutas, geleias e sucos tenderem a estragar mais rapidamente. Os alimentos orgânicos são livres de qualquer produto que prejudique a integridade orgânica, os cuidados com a plantação não se restringem ao controle das pragas e ao agricultor, o solo é tratado como elemento vivo, o agricultor pesquisa, observa e procura integrar-se a sua plantação. Por isso não há exatamente uma regra para o cultivo, respeitam-se as condições regionais e as afinidades energéticas das plantas.

A plantação de produtos naturais em hortas, jardins ou cultivares comunitários pode ser organizada observando uma tabela de combinações de ervas.

A tabela a seguir contém algumas sugestões de associações de ervas e plantas.

ESPÉCIES	ERVAS COMPANHEIRAS	ANTAGÔNICAS
Alface	Beterraba, morango, rúcula	Alho, cebola
Aspargo	Calêndula, manjericão, salsa	Girassol
Batata	Alho, caruru, cravo de defunto, urtiga	Acelga
Rabanete	Cerefólio, capuchinha	Manjerona
Repolho/Brócolis	Todas as ervas	Manjerona
Tomate	Calêndula, cebolinha	Couve

A simbiose da lua com as ervas ficou muito evidente por meio da observação intuitiva do homem, explicando que a influência das fases está ligada ao aproveitamento correto da luminosidade da lua, que, embora menos intensa que a solar, penetra mais profundamente no solo e acelera o processo de germinação das sementes, desenvolve mais folhas e flores, realizando a fotossíntese com mais eficiência.

Aproveitamento das fases lunares:

° LUA NOVA

Fazer podas, capinar mato (que nesta fase demora mais a crescer).
Colher raízes.

Fazer adubação. Nesta lua há uma renovação do princípio ativo e propriedades das ervas. Colher ervas para tratamento psíquico, feridas externas e purulentas.

° LUA CRESCENTE

Arar e gradear a terra.

Semear e colher folhas e frutos.

Fazer enxertos.

Plantar flores e folhas em vasos ornamentais. Princípio ativo das ervas se elevando.

Colher ervas indicadas para anemia, fraqueza, convalescença, pós--parto e doenças terminais.

° LUA CHEIA

No ápice lunar não devemos nem plantar nem transplantar e muito menos capinar, pois assim o mato cresce mais rapidamente. As ervas estão com maior concentração para fazer preparados potentes.

° LUA MINGUANTE

Plantamos e colhemos as raízes, colhemos bambus e madeiras para a utilização de cercas, construção e móveis. Neste período a seiva se encontra nas raízes, favorecendo um tempo mais longo de vida à madeira.

Colher e armazenar grãos. É a lua ideal para se iniciar tratamento de saúde, pois é a fase que é favorável para afastar, eliminar ou pôr um final a tudo que incomoda. Princípio ativo começa a descer, colher plantas muito tóxicas para reduzir seu efeito geral.

A COLETA DAS ERVAS

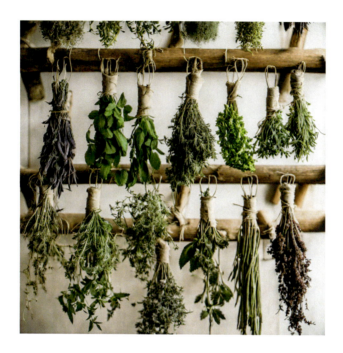

Como já vimos anteriormente, a observação da correspondência do órgão com a estação é muito importante, assim como a programação. Mas agora vamos aprender quais os cuidados que devemos ter para que a erva não perca suas propriedades curativas nem se transforme num veneno.

1. É importante coletar as folhas pela manhã depois de secar o orvalho para evitar que se formem fungos.
2. Algumas ervas devem ser colhidas depois de a planta produzir sementes. Ex.: mastruz.
3. A ação do calor sobre as plantas perfumadas faz com que percam parte de seu aroma, devem ser colhidas nos finais de tarde.
4. Coleta de cascas, raízes e óleos deve ser feita em períodos não chuvosos.
5. Frutos carnosos e secos devem ser colhidos apenas quando estiverem maduros. Já as sementes devem ser coletadas quando a planta estiver seca.

SECAGEM E CONSERVAÇÃO

A exposição ao sol é um dos métodos mais tradicionais de secagem. O problema é que os raios solares podem destruir as plantas.

Outro método é a simples secagem ao ar livre, na sombra, principalmente para as plantas cheirosas. Em qualquer uma das formas, deve-se cobrir as ervas com uma tela, tule ou pano limpo, para evitar que se depositem insetos e pó. No caso de optar pela exposição ao sol, vire a planta de tempos em tempos para ter a certeza de que estão secando todas as partes.

Conhecer a qualidade e a procedência evita que corramos o risco de comprar e consumir ervas com produtos tóxicos e adubos químicos.

PREPARAÇÃO DAS ERVAS

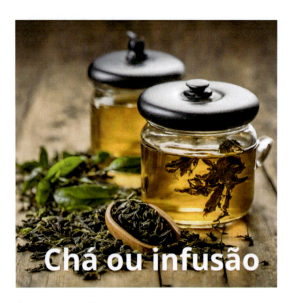

1. 1) CHÁ OU INFUSÃO – Ferve-se a água e depois se despeja sobre a planta num recipiente qualquer. Espere até ficar morno e beba na hora. O chá deve ser feito com plantas que tenham cheiro como capim-santo, erva-cidreira etc.

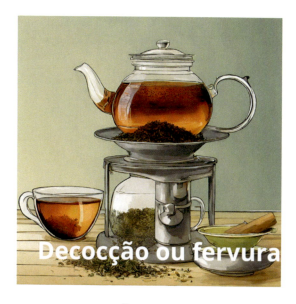

2. FERVURA OU DECOCÇÃO – Ferve-se tudo junto em água. Utilizar plantas sem cheiro como a casca de caju, tanchagem.

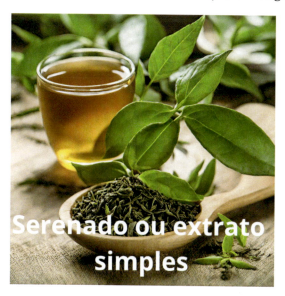

3. SERENADO OU EXTRATO SIMPLES – Deixe a planta de molho durante a noite. O pilão ainda é mais eficiente.

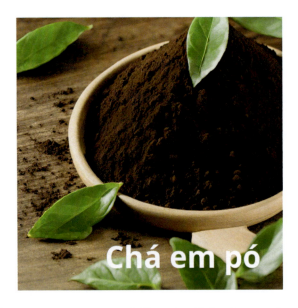

4. PÓ – Seque e triture as folhas medicinais para fazer o pó. Este deverá ser guardado numa vasilha de vidro ou barro (nunca de metal) para ser usado quando necessário.

Os remédios à base de plantas devem ser administrados com regularidade para que possam ter uma maior eficiência.

º Em jejum
Purgantes, depurativos, diuréticos e vermífugos.

º Refeições
Duas horas antes ou depois – os remédios para reumatismo, tosse, fígado e febre.

Meia hora antes das refeições – para acidez no estômago e estimulantes.

Depois das refeições – digestivos.

º Antes de deitar
Remédios para os nervos e soníferos.

INDICAÇÃO, EFEITO E APLICAÇÃO DAS ERVAS

Abortivo - promove a eliminação do feto.

Adsorvente - elimina os gases acumulados.

Anticatarral - inibe a formação do catarro (não é o mesmo que expectorante).

Antiespasmódico - combate as cólicas e os espasmos (contrações musculares dolorosas).

Antiflatulento - elimina os gases intestinais.

Antirreumático - combate o reumatismo e seus sintomas.

Antitussígeno - inibe a tosse.

Carminativo - elimina os gases acumulados e favorece a digestão, diminuindo o inchaço abdominal, a flatulência e as dores.

Catártico - o mesmo que laxante e purgativo.

Colagogo - favorece a eliminação do conteúdo das vias biliares.

Colérico - contrai a vesícula biliar para a eliminação de seu conteúdo.

Diaforético - provoca o suor.

Diurético - faz urinar mais, auxilia a eliminação de líquidos pelos rins.

Drástico - solta violentamente os intestinos.

Emenagogo - estimula a menstruação (não é o mesmo que abortivo).

Emético - provoca vômito.

Emoliente - suaviza e amolece.

Estomacal - ajuda a digestão no estômago.

Estomáquico - favorece as funções digestivas, tonificante do estômago.

Expectorante - elimina a mucosidade (ou catarro) do aparelho respiratório.

Febrífugo - abaixa a febre.

Galactagogo - aumenta a secreção do leite.

Hemostático - estanca as hemorragias.

Laxante - solta o intestino.

Mucolítico - bloqueia a produção de muco; pode ser anticatarral.

Obstipante - prende os intestinos.

Sudorífico - o mesmo que diaforético.

Embora a utilização das ervas pareça inofensiva é muito complexa, a Fitoterapia precisa ser estudada com profundidade, para que se possa extrair os benefícios que a natureza nos deixou. Por exemplo, a arnica é uma planta que quando floral promove benefícios incalculáveis em vários níveis, como compressas, tintura e unguento é benéfica em aplicações locais. Porém, se ingerida, pode matar.

Anteriormente foi dito que a água ativa o princípio existente em cada planta, e atua da seguinte forma: como a acupuntura utiliza-se de agulhas e os estímulos elétricos, para os preparos fitoterápicos utilizam-se ervas e água em temperaturas diferentes, de acordo com a necessidade. A água é um condutor de energia eletromagnética, além de conduzir em nossos meridianos a energia da erva ou do alimento, transfere a própria energia ao organismo e absorve a energia perniciosa das áreas doentes, contribuindo na recuperação de partes doentes desbloqueando o "chi" e estimulando nosso corpo a reagir e combater as doenças. A prescrição das ervas é especificamente para o meridiano responsável pelo desequilíbrio, para reequilibrar o *chi* e o elemento associado. O efeito que uma erva em particular exerce sobre o meridiano depende de suas propriedades. As diferentes propriedades significam que elas restauram o calor, agitam o *chi* estagnado ou diminuem sua velocidade. Costumam ser definidas de acordo com suas propriedades e o modo como atuam no corpo. Têm gostos peculiares, cada um dos quais afeta um órgão ou elemento. Nunca são prescritas separadamente. São combinadas para completar, proteger, moderar e modificar a atuação das outras e alguns casos para neutralizar os efeitos umas das outras de modo que o paciente não sofra os efeitos de uma erva forte em particular.

Associação dos sabores aos órgãos e funções

- Amargo – Fígado, vesícula biliar; transforma-se em doce e beneficia o coração e o intestino delgado, inibe a função do estômago e do sistema baço-pâncreas. O excesso pode promover ira e reduzir a compaixão, e levar à ironia.

- Doce – Benéfico para o coração e intestino delgado; transforma-se em sabor picante no sangue, inibe a função dos pulmões e do intestino grosso. O excesso pode levar à depressão.

- Picante – Útil para o estômago, para o pâncreas e o baço; transforma-se em sabor ácido ou adstringente no corpo, inibe a função dos rins e da bexiga.

- Ácido-Adstringente – Favorável aos pulmões e ao intestino grosso; transforma-se em salgado, inibe a função do fígado e da vesícula biliar. O excesso pode provocar sensação de tristeza, inibe ira e medo patológico anormal.

- Salgado – Favorece rins e bexiga; transforma-se no sabor amargo no sangue fechando o ciclo, inibe a função cardíaca e do intestino delgado. O excesso pode produzir medo, ira patológica e inibe a alegria.

O corpo humano possui 12 meridianos principais que correspondem a um determinado órgão do corpo, mas isso não implica que ele esteja ligado exatamente a esse órgão, e sim à função metabólica que o órgão desempenha. Assim, quando se faz referência ao meridiano do estômago, deve ser entendido que ele está vinculado à função digestiva; o intestino delgado à assimilação; intestino grosso à excreção e assimilação de água e sais minerais; coração à distribuição de nutrientes, oxigênio e vitalidade; rins à excreção de resíduos do sangue pela urina; bexiga complementar à função dos rins. Os meridianos que não recebem nomes de órgãos – circulação, sexualidade e triplo aquecedor – também estão ligados a funções especiais, o primeiro completa as funções do meridiano do coração e o segundo é responsável pela regulação térmica do organismo a partir do controle de três calores:

- o da digestão;

- o do sangue – e da circulação sanguínea;

- e o do sistema geniturinário.

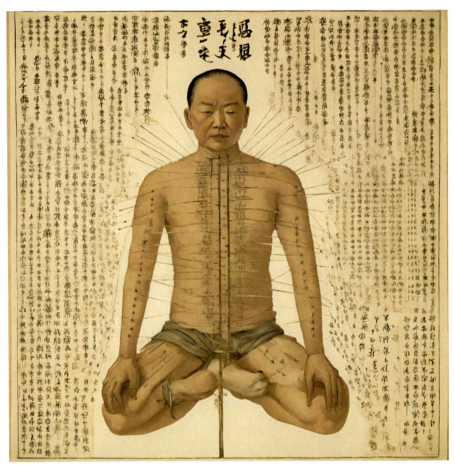

Os meridianos têm topografia clássica, assumindo sempre uma distribuição bilateral e perfeitamente simétrica. São 12 meridianos pares – principais; e 2 meridianos ímpares – o vaso de concepção e o vaso governador, que ocupam uma posição central no corpo.

Cada meridiano possui um número determinado de pontos distribuídos ao longo de seu percurso.

- MERIDIANO DO PULMÃO – YIN

Nasce no tórax, na região subclavicular, percorre o braço e o antebraço pela face anterior e termina no polegar. Comanda o pulmão e as vias respiratórias, inclusive as superiores (laringe, fossas nasais, seios da face). Possui 11 pontos bilaterais.

- MERIDIANO DO INTESTINO GROSSO – YANG

Começa na ponta do dedo indicador, percorre a mão, o antebraço, o braço, o ombro, o pescoço, a face e termina junto à asa do nariz. Comanda o intestino grosso e suas funções de absorção de líquidos e de eliminação de resíduos pesados. Possui 20 pontos bilaterais.

- MERIDIANO DA BEXIGA – YANG

É o mais extenso do organismo. Começa no ângulo interno do olho, sobe pela fronte, cruza o crânio da frente para trás por fora da linha mediana, desce pela nuca, ganha a espádua e a percorre de cima para baixo perto da linha mediana. Ao chegar na proximidade do cóccix, desaparece da superfície para reaparecer na parte alta da espádua e seguir um curso paralelo com a linha anterior. Entra no membro inferior, que percorre pela face posterior e depois por sua face externa ao chegar à panturrilha, terminando na extremidade do quinto dedo – comanda a função eliminadora renal e não apenas a bexiga. Possui 67 pontos bilaterais.

- MERIDIANO DO RIM – YIN

Nasce na ponta do pé, sobe pela face interna do mesmo, pela face interna da coxa, percorre o abdome e o tórax, próximo da linha mediana, e termina sob a clavícula. Comanda funções dos rins e das glândulas suprarrenais, daí sua influência sobre a sexualidade e a vontade. Possui 27 pontos bilaterais.

- MERIDIANO DA CIRCULAÇÃO – SEXUALIDADE – YIN

Nasce no tórax, por fora do mamilo, introduzindo-se no membro superior, que percorre por sua face interna e termina na extremidade do dedo médio; não representa nenhum órgão, mas uma função reguladora que influi sobre o coração, a circulação e os órgãos sexuais. Devemos considerá-lo aparentado com o parassimpático. Possui 9 pontos bilaterais.

- MERIDIANO DO ESTÔMAGO – YANG

Começa na cabeça, cruza a face, o pescoço, o tórax e o abdome, introduz-se no membro inferior e termina na extremidade do segundo dedo do pé. Comanda o estômago e o duodeno e suas funções digestivas transformadoras dos alimentos. Possui 45 pontos bilaterais.

- MERIDIANO DO BAÇO E PÂNCREAS –YIN

Nasce no dedo grande do pé, segue pelo bordo interno do pé, face interna da coxa, face anterior do abdome e lateral do tórax, terminando no sétimo espaço intercostal. Comanda a função combinada do baço (ação reguladora do sangue) e do pâncreas (secreção interna de insulina, que regula as reservas de glicogênio). Possui 21 pontos bilaterais.

- MERIDIANO DO CORAÇÃO – YIN

Nasce no oco axilar, segue pelo antebraço, cruza o punho pela parte mais interna e vai terminar na extremidade do dedo mínimo. Comanda a função do órgão cardíaco. Possui 9 pontos bilaterais.

- INTESTINO DELGADO – YANG

Começa na extremidade do dedo mínimo, continua pelo bordo interno da mão, do antebraço e braço, cruza o ombro e a espádua em zigue-zague, entra no pescoço e chega à face, terminando no pavilhão da orelha. Comanda o intestino delgado e a função de absorção dos alimentos transformados no estômago. Possui 19 pontos bilaterais.

- MERIDIANO DO TRIPLO AQUECEDOR – YANG

Nasce na extremidade do dedo anular, sobe pelo dorso da mão, antebraço e face póstero-externa do braço, ganha o ombro, a nuca, contorna o pavilhão da orelha e termina no fim da sobrancelha. Como seu nome indica, tem uma função tripla: digestiva, cardiorrespiratória e geniturinária. Possui 23 pontos bilaterais.

- VESÍCULA BILIAR – YANG

Começa no ângulo externo do olho, percorre o crânio, descrevendo uma série complexa de curvas, chega ao ombro, continua pela face lateral do tórax e desce pelo membro inferior, percorrendo-o por sua face externa, para terminar na extremidade do quarto dedo do pé. Comanda a função biliar total, intra e extra-hepática. Possui 44 pontos.

- MERIDIANO DO FÍGADO – YIN

Nasce na extremidade do dedo grande do pé, segue por seu bordo interno, continua pela face interna da perna e da coxa, ganha o abdome e termina no sexto espaço intercostal. Comanda as múltiplas funções do fígado, em especial as relacionadas com o metabolismo, a sexualidade, os músculos e a acuidade visual. Possui 14 pontos bilaterais.

Os vasos maravilhosos ou meridianos extraordinários (4 vasos *yin* e 4 vasos *yang*) são usados tão somente na drenagem dos meridianos principais quando sobrecarregados nos estados patológicos. Não têm pontos próprios. Utilizam os meridianos principais, a eles se reúnem por meio de um ponto-mestre, o ponto de comando de cada um dos vasos.

- VASO DE CONCEPÇÃO –YIN

Nasce no períneo, próximo ao ânus, dirige-se para a frente, sobe, seguindo a linha mediana anterior, pelo abdome e o tórax, ganha o pescoço e termina na face, por cima do queixo. Não representa nenhum órgão em particular.

Junto do vaso governador, forma a chamada pequena circulação de energia, que desempenha um papel regulador na função da grande circulação de energia. Aqui se depositam os excessos energéticos da grande circulação ou, ao contrário, daqui partem os reforços nos estados de carência de energia funcionalmente, desempenha três papéis diferentes, geniturinário, do seu nascimento até o umbigo; digestivo, até o apêndice xipoide; e respiratório, daí até o queixo. Possui 24 pontos ímpares.

- VASO GOVERNADOR – YANG

Nasce na ponta do cóccix e, seguindo a linha mediana posterior do corpo, sobe pela região sacra, lombar, torácica, cervical, ganha o crânio, desce pela face e termina na gengiva, entre os dois incisivos médios superiores, este meridiano está estreitamente relacionado com as funções do sistema nervoso central – necessita de pontos de tonificação e sedação. Como os meridianos da grande circulação. Possui 28 pontos ímpares.

Para a fitoterapia é importante saber qual o meridiano para, por meio das propriedades das ervas, poder equilibrar o organismo, mas não se esqueça que cada órgão corresponde a um tipo de emoção e estas emoções devem ser tratadas, de forma que não continuem a bloquear o funcionamento orgânico. Muitos casos não há necessidade de maiores preocupações, pois o estado emocional tende a se equilibrar com a energia física acarretada pela mudança de hábitos que geram seu comportamento e suas emoções desequilibradas. Porém, quando se apresenta um quadro onde o equilíbrio emocional e psicológico compromete sua integridade e a dos outros, recupera-se o estado físico e energético e paralelamente aconselha-se a um trabalho psicológico.

A escolha das ervas mais adequadas devem ser feita observando os seguintes critérios:

- Procure informar-se dos tipos de ervas que nascem em sua região. Como já dissemos, a mãe natureza é sábia, nenhum tipo de vegetal está em determinado local se não irá beneficiar algum habitante.

- Identifique, por meio de ficha, as emoções que o levaram a procurar ajuda. Com isso, você irá identificar o meridiano, o elemento e o sabor; verifique por meio da tabela que já passamos se os efeitos da erva correspondem ao que o organismo necessita para o equilíbrio. Se, ao contrário, o quadro é clínico, nunca se esqueça que está contida em cada órgão a emoção que gera o desequilíbrio.

- Verifique a estação, o horário e a programação da erva no momento da coleta.

- Utilize as formas que já vimos para ativar e extrair o princípio ativo existente em cada erva.

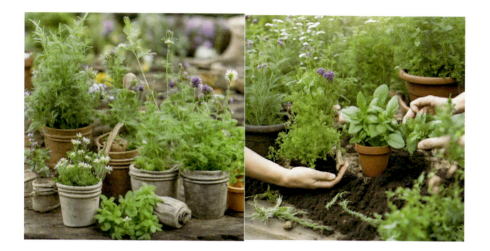

JARDIM MEDICINAL

COMO MONTAR UM JARDIM MEDICINAL

Para plantar sua farmácia natural no quintal, você precisa apenas de um pequeno canteiro, pedras ornamentais, dois vasos, uma cerca baixa de madeira e mudas de ervas pegas e viçosas.

Esta minifarmácia que vamos montar foi sugerida pelo herbalista Evandro Damasceno, em uma das edições da revista *Terapia Floral*. Mas vamos tentar adaptar estas plantas para o nosso espaço físico. O solo deve ser adubado com húmus (5kg p/ cada m²), o sol deve incidir no mínimo por duas horas diárias.

As plantas maiores devem ficar na parte de trás e as rasteiras na frente com intercalações de pedras.

- Alecrim - tônico, antidepressivo e antirreumático, o chá das folhas combate a flatulência, regula a digestão e a circulação, além de reduzir dores, fadiga e tensão. Na culinária, realça o sabor de carnes, doces e molhos.
- Menta - desinfetante, calmante, digestiva e vermífuga. Em gargarejo, combate a dor de garganta. Folhas amassadas repelem insetos e aliviam as picadas.

- Sálvia - digestiva e adstringente, é indicada para dores de garganta, gripes, gengivas irritadas, aftas e problemas nas mucosas. Temperar carnes e ovos.

- Lavanda - combate a insônia, é diurética, expectorante, sedativa, sudorífera e antiespasmódica e antisséptica.

- Melissa - em chá, reduz a febre, acalma a dor de cabeça. Analgésica e adstringente, higieniza e cicatriza as acnes.

- Arruda - para vistas cansadas, utilize compressas. Em casos de reumatismo, opte pelo banho. Antisséptica, magnética e hipnótica, afasta os maus fluidos.

- Guaco - o chá combate reumatismo, febres, gripes e bronquites. Entra no preparo de xaropes, agindo como expectorante e broncodilatador.

- Orégano - a compressa com esse condimento, amassado em óleo quente, combate dores reumáticas. Anti-inflamatória, antiespasmódica e expectorante, em chá, alivia gripes e dores de garganta.

- Malva - anti-inflamatória, laxativa, expectorante, diurética e emoliente. Em gargarejo, aliviar a bronquite e problemas na boca e gengivas. Em compressas, reduz a acne e as manchas senis.

- Babosa - anestésica e bactericida, alivia ferimentos e queimaduras, quase sem deixar cicatrizes. Para hidratar a pele, aplique o gel da planta. Se sua pele for seca, misture o gel a um óleo vegetal.

- Tomilho - condimento tônico e digestivo, em compressas, alivia inflamações, dermatoses e contusões.

- Manjericão - além de condimento, o chá alivia dor de cabeça, gastrite, indisposição e aftas. É anti-inflamatório, estimulante, diurético, antiespasmódico e vulgar.

- Mirra - alivia a dor das escaras que se formam nos doentes acamados por longos períodos. Algumas folhas de mirra, sálvia e alecrim, maceradas em vinho, compõem um ótimo tônico.

- Cebolinha e salsa - fonte de vitamina C, ferro e cálcio, essa dupla inseparável no preparo de alimentos é digestiva, diurética, antitérmica, estimulante, anti-inflamatória e antisséptica.

- Losna - antiespasmódica, vermífuga, anti-inflamatória e antimicrobiana, em chá combate icterícia, insuficiência hepática, falta de apetite, anemia, vermes, cólicas e distúrbios digestivos ou menstruais.

- Cavalinha - rica em ferro, magnésio e sódio, é anti-hemorrágica e anti-inflamatória. Em chá ou inalações, combate a dor de cabeça, tem ação diurética, remineralizante, depurativa e vulnerária. Com alecrim, equilibra a pressão e previne osteoporose.

- Aquileia - é antisséptica, tônica, anti-inflamatória, digestiva, analgésica e circulatória. Banhos de assento aliviam hemorroidas. Compressas amenizam varizes e ferimentos.

Existe também na natureza um relacionamento entre as plantas que devemos respeitar ao montar nosso jardim, além de cuidados especiais, que nada mais justo que os tenhamos, visto que é o ser humano que causa o desequilíbrio natural.

Entre as plantas, o apoio e a companhia de amigas é essencial, elas se protegem e se defendem de pragas e doenças. Se você tiver a oportunidade de estar em uma reserva florestal ou em outro lugar não muito desmatado, poderá notar que uma boa variedade de plantas convive saudavelmente com pragas, doenças, insetos e pássaros. Isso é chamado de *equilíbrio natural* e se deve, basicamente, a dois fatores: a presença de várias espécies de animais e vegetais que estabelecem um controle biológico (o pássaro come a lagarta, que ataca os pulgões, que prejudicam a planta); e a ausência de agrotóxicos, que mantém o solo rico e fértil e não prejudica as defesas naturais das plantas contra doenças e pragas. Uma situação igual a essa pode muito bem ser imitada no seu jardim, seguindo as orientações tão simples da natureza. Para começar, todas as plantas e animais que surjam no jardim, em quantidade equilibrada, podem ser admitidos como benéficos. Até as famosas ervas daninhas devem ser toleradas, desde que não se alastrem demais, porque repelem insetos e pragas. A atenção ao solo também é importante, as plantas rasteiras controlam a umidade e a temperatura do ambiente, e em alguns lugares onde a vegetação de grande porte cobre as plantas pequenas, há um grupo de plantas que, pela sua luminosidade prata, esbranquiçada ou amarelada, iluminam suas companheiras, proporcionando um ambiente natural mais claro. Mas, para que esse tratamento funcione, você deve suspender definitivamente o uso de todos os agrotóxicos: adubos, inseticidas e fungicidas químicos. Essas substâncias acabam por enfraquecer completamente o solo e as plantas, e com o passar do tempo surgem cada vez mais pragas resistentes desequilibrando o meio.

Mais importante que isso tudo é o cultivo das chamadas ervas companheiras. Em um jardim quase todas as plantas podem ser "amigas", para entender basta fazer uma comparação entre plantas e seres humanos, assim como as pessoas têm cabelos e olhos diferentes, odores e transpiração, as plantas têm formas e cores próprias, aromas e transpiração responsáveis pela atração ou repulsa a insetos, pragas e doenças. E, assim como uma pessoa precisa de uma amiga que a complete, num jardim é importante mesclar plantas que se ajudem mutuamente: uma para atrair minhocas, precisa de outra que a defenda dos pulgões. Se os chamados humanos, ou seja, nós, aprendermos que as pessoas que estão em nosso meio, por mais diferentes que sejam podem nos trazer um benefício, uma forma de crescimento mais equilibrado, um ensinamento, uma oportunidade de trocar conhecimento, compartilhando a luz que carregamos mesmo com aquelas que chamamos de pragas... essas pessoas de postura diferente são como as plantas, na natureza o equilíbrio evolutivo dessa energia chamada amor é compartilhado em harmonia, respeitando o processo pelo qual este ser está passando, nós, humanos, assim que aprendermos a compartilhar, respeitando o equilíbrio natural como acontece em outras cadeias, entenderemos que todos são importantes e, se são importantes, também são luz mesmo que ofuscados. Como seres espirituais, devemos iluminar seu crescimento e aprender a compartilhar este espaço que nosso Pai Maior, este arquiteto e jardineiro gerador e protetor nos deu como casa. Nosso planeta e nossos irmãos, seres vivos, tanto em estado inerte ou latente, consciente ou inconsciente, nada neste planeta está aqui por acaso. No parágrafo onde falamos sobre os transgênicos, poderíamos incluir esta observação: neste Planeta o que falta é restaurar o equilíbrio do homem, este deveria ser o objetivo, como nos arranjos orientais chamados ikebana, a simbologia coloca o homem como responsável pelo equilíbrio, ele deve saber que um dia poderá chegar perto de Deus, mas nunca irá superá-lo. Esse entendimento só chegará a sua consciência quando deixar de ser soberbo e render-se com humildade à onipotência Divina.

Para restabelecer a saúde das plantas, vamos conhecer algumas plantas que são companheiras e formas de equilibrar o meio em que elas se desenvolvem:

- Alecrim – esta erva, que é boa vizinha da sálvia, repele moscas e atrai abelhas que ajudam a polinização. Floresce durante o ano todo.

- Alho – excelente para repelir insetos e pragas em geral, essa planta deve ser semeada em todo o canteiro. Junto das roseiras estimula o perfume das flores.

- Arruda – conhecido arbusto que afasta as moscas como o alecrim, e acentua o perfume das rosas como o alho.

- Borragem – planta que tem um sistema de raízes superficial que impede a formação de torrões no solo. Suas flores azuis são decorativas. Na horta, acentua a cor e o sabor dos morangos.

- Capuchinho – além de repelir pulgões, besouros e moscas brancas, é ornamental. Perfeito para jardins, vasos e parapeitos de janelas, floresce em cachos amarelos e vermelhos.

- Confrei – planta medicinal de aparência decorativa e que atrai abelhas. Suas folhas velhas, picadas e misturadas à terra, se decompõem num rico adubo natural.

- Gerânio – tradicional nas jardineiras que enfeitam as janelas, deve ser cultivado em vários pontos do jardim, porque tem um odor que afasta diversas pragas, protegendo as plantas vizinhas.

- Girassol – outra planta muito conhecida, rústica e resistente, produz imensas flores, fortemente amarelas, que atraem pragas e insetos para si, poupando as outras plantas ao redor.

- Malmequer – sua principal qualidade está no poder de suas raízes em inibir doenças na terra. Também chamada de calêndula, floresce o ano todo se for podada em intervalos mensais.

- Mamona – arbusto encorpado e muito resistente, cujo alastramento deve ser bem controlado. Planta cultivada como produtora de óleo, serve para repelir mosquitos em geral.

- Menta e onze-horas – plantas rasteiras que afastam pragas e que, cultivadas ao redor de outras maiores, fazem sombra ao solo, mantendo a temperatura e a umidade ideais para o jardim.

- Mil-folhas – seu nome vem de suas folhas tão recortadas que parecem ser muitas. No jardim, protege todas as plantas, aumentando o seu crescimento e resistência.

- Sálvia e losna – ervas aromáticas e medicinais que, plantadas juntas, inibem pragas e fortalecem outras plantas. Como são rasteiras, fazem uma boa cobertura ao solo.

- Tagete – planta utilíssima, conhecida como cravo-de-defunto, afasta todos os insetos pelo seu odor e tem efeito do malmequer, porque inibe as doenças abaixo do solo.

- Trevo – tão comum nos jardins e vasos, costuma aparecer sem a nossa intervenção. Deve ser mantido e incentivado, pois é bom companheiro, principalmente de todos os tipos de grama.

- Trombeteira – arbusto ornamental que produz flores grandes pendentes, brancas ou azuladas. Protege plantas vizinhas contra os besourinhos.

- Urtiga – considerada apenas uma praga, é uma planta muito útil que supre o solo de ferro e outros elementos enriquecedores. As folhas, picadas e misturadas à terra, fazem um bom adubo natural.

- Valeriana – mais uma das ervas medicinais que são benéficas para a maioria das outras plantas. Cultivada em alguns pontos do jardim, protege suas vizinhas e atrai as minhocas de que o solo precisa.

Diante de tantas qualidades, se você resolver ter um jardim orgânico e natural, saiba que o seu efeito visual é um pouco desorganizado, diferindo muito dos jardins públicos ou particulares, muito planejados, mas que se baseiam somente no efeito visual. Meio confusa, a aparência desse jardim se explica pelo grande número de espécies diferentes convivendo no mesmo espaço. Mas é a variedade que faz a proteção, aumentando o vigor das plantas, que se desenvolveram mais fortes e bonitas. O melhor de tudo é que essa vigorosa confusão pode ser organizada visualmente, basta seguir a orientação de plantio que passamos anteriormente, e assim também poderá aceitar todas as ervas e pragas em quantidades benéficas, melhorando a saúde sem prejudicar o visual. É lógico que a aparência geral também depende da cuidadosa escolha de cada planta. Além das companheiras que você já conheceu, existe um grande número de folhagens e flores que fazem bem umas às outras e que você pode selecionar, compondo o jardim a seu gosto. Existem tipos, como heliotrópios, esporinhas, margaridas, lírios, coroas-de-cristo, bicos-de-papagaio, tagetes, gerânios, íris, goivos-de-jardim, coroas-imperiais, nastúrcios, girassóis, tremoços-de-cheiro e dedaleiras, que são de fácil cultivo e mais resistentes. As plantas como rosas, crisântemos, camélias, dálias, petúnias etc., que foram muito selecionadas e perderam sua capacidade natural de defesa, devem ser obrigatoriamente plantadas junto com ervas aromáticas e outras plantas amigas mais resistentes, que exerçam sua proteção. O alho, o nastúrcio, o alecrim, a arruda, o gerânio e o cravo-de-defunto são excelentes companheiros dessas flores mais sensíveis. É com essa mesma sensibilidade que você deverá "gerenciar" o seu jardim, observando o desenvolvimento das plantas e as suas preferências, fazendo as mudanças que a natureza sugerir.

TINTURAS E MACERADOS

Remédios caseiros para combater as pragas e as doenças

SOLUÇÃO DE ENXOFRE – elemento mineral natural, é encontrado facilmente no comércio, na forma de pó solúvel em água, que pode ser usado com segurança, pelo seu baixo teor de toxicidade. Pulverizado, combate ácaros e algumas doenças. Para fazer a solução, consulte a embalagem.

MACERADO DE ALHO – Para controlar os pulgões, esmague um dente de alho em 250 ml. Dilua em 2,5 litros de água e pulverize as plantas. Controla também doenças do solo.

MACERADO DE FUMO – Para combater cochonilhas, lagartas, piolhos e pulgões, pique em pedacinho 2 cm de fumo de corda e deixe de molho em 200 ml de água, por um dia. Coe, dilua em dois litros de água e pulverize as plantas.

MACERADO DE SAMAMBAIA – É um remédio usado para controlar ácaros, cochonilhas e pulgões. Pese 500 g de folhas frescas de samambaia ou 100 g de folhas secas. Deixe de molho em um litro de água, por um dia. Ferva por meia hora, sobre o fogo baixo. Filtre em um pedaço de feltro ou de tecido dobrado. Para fazer a aplicação, dilua 500 ml dessa solução em 5 litros de água e pulverize as plantas.

MACERADO DE URTIGA – Uma arma eficaz no combate aos pulgões e lagartas. Pese 250 g de folhas de urtiga fresca ou 50 g de folhas secas.

Deixe as folhas de molho em ½ litro de água, por dois dias. Filtre em um pedaço de tecido dobrado e dilua em 5 litros de água. Pulverize as plantas e também o solo.

SOLUÇÃO DE ÁGUA E SABÃO – Pique bem 50 g de sabão neutro e esquente 5 litros de água. Coloque o sabão na água e deixe derreter. Depois que esfriar, pulverize o jardim para controlar cochonilhas, lagartas, piolhos e pulgões.

TINTURA DE CAMOMILA – Muitas doenças são transmitidas por besouros, cigarrinhas, moscas brancas, pulgões e tripes. Para a cura dessas doenças, prepare esta solução: coloque 50 g de flores de camomila de molho em 1 litro de água, por dois dias, agitando duas a três vezes por dia. Na seguinte, filtre em tecido, espremendo bem. Aplique com pulverizador nas plantas em crescimento e também nas plenamente desenvolvidas.

Mantenha sua sensibilidade, aquela herdada do seu antepassado, que, mesmo sem ter tanto conhecimento, instintivamente mantinha seu ambiente e sua família em equilíbrio, e aos poucos você terá uma casa agradável, um jardim florido e uma horta abundante, que lhe dará as condições de obter saúde sem artifícios. Como vamos conhecer a seguir nas páginas reservadas agora a sua alimentação, composição dos alimentos e formas de se obter uma melhor nutrição, conhecendo não só sua química, mas as necessidades e combinações mais adequadas.

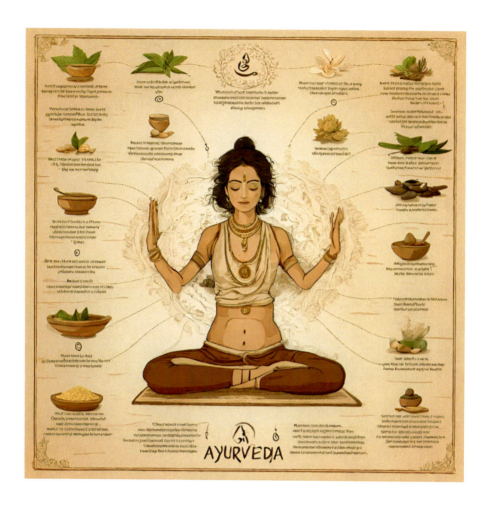

Capítulo 8

Medicina Ayurvédica

A Medicina Ayurvédica é o sistema médico ancestral praticado nacionalmente na Índia e no Sri Lanka. Assim como a Medicina Tradicional Chinesa, o Ayurveda é um sistema medicinal abrangente, com muitos elementos atuando em conjunto para dar um sentido para a vida. Assim, como várias técnicas, a crença ayurvédica se baseia na força que compõe o "prana". Quando equilibramos essa energia dentro de nós e em relação ao mundo externo, promovemos a saúde em todos os níveis. Os terapeutas ayurvédicos acreditam que nós somos compostos de uma energia constantemente em mutação.

O Ayurveda nos ensina a procurar o equilíbrio energético, que controla as funções de todas as células em nosso corpo. Isso significa que nossos pensamentos, sentimentos, ações, alimentos, sono, relacionamentos, hábitos pessoais e medos – tudo o que faz parte de nós – afetam nossos níveis de energia e, por meio desses, nossa saúde. Os terapeutas, em sua maioria, visam restabelecer o funcionamento do sistema imune, no sentido de equilibrar as energias e fortalecê-lo, de modo que possa enfrentar invasores e aliviar doenças crônicas.

Entre os componentes da Medicina Ayurvédica destacam-se:

- um tipo de aromaterapia;
- respiração;
- desintoxicação;
- alimentação;
- exercícios;
- ervas;
- manipulação de pontos de energia vital – chamados marmas;
- meditação;
- musicoterapia;
- técnicas dirigidas à saúde emocional e psíquica; e
- yoga.

Mãe de todas as medicinas, o Ayurveda representa um importante ramo do livro sagrado da Índia. Por meio do retorno à unidade com a natureza, o estado mais completo, ou seja, espiritual, físico e mental.

Ayurveda é a junção de duas palavras sânscritas que, separadamente, têm o seguinte significado: AYUR = VIDA e VEDA = Conhecimento ou ciência.

O Ayurveda integra os vedas, à doutrina sagrada da índia antiga e o mais antigo registro da experiência humana.

O princípio básico desta "ciência da vida", é que a mente exerce uma forte influência sobre o corpo, e a cura das doenças depende de entrarmos em contato com nossa percepção para atingir a harmonia e expandi-la para todo o corpo.

Os antigos mestres da Índia dividiam a existência em dois princípios fundamentais:

- - Purusha, o princípio espiritual ou da consciência superior.

- - Prakriti, ou natureza material – o princípio criativo ou a força de criação dos mundos físicos.

O primeiro é alimentado pelo fogo cósmico chamado Fohat; o segundo é alimentado por Kundalini, fogo cósmico antagônico e complementar a Fohat.

Dessas duas grandes forças, que inicialmente estavam juntas, surge a inteligência cósmica, ou Mahat, que contém as sementes de toda a manifestação da vida e à qual as leis da natureza são inerentes. Essa inteligência cósmica também está presente no ser humano como inteligência pura, o Eu Superior. É ele que promove a felicidade plena em cada pessoa, além de representar a capacidade de percepção e a habilidade de discernir entre realidade e ilusão. Desperta para a vida universal, atinge seu pleno desenvolvimento espiritual e pode alcançar a iluminação, ou seja, a felicidade em seu sentido mais amplo e profundo, é chamado de Buddhi ou princípio búdico e representa, ainda, a capacidade de percepção, a habilidade de discernir entre realidade e ilusão. Ao obedecer às leis da evolução, a inteligência cósmica projeta-se em direção aos mundos materiais, dando origem ao ego, ou Ahamkara. Assim, somente nosso limitado sentido de individualidade nos separa da unidade da vida.

O ego se manifesta por meio da mente condicionada – mental inferior Manas, que representa nossa autoimagem, nosso universo conceitual particular, e que, por sua vez, cria o campo do pensamento limitado dentro do qual nos confinamos. O ego funciona como uma ponte para o inconsciente coletivo, que também é uma dimensão condicionante, manifestando-se no "Campo Mental" como Chitta, o turbilhão dos pensamentos. Devido a Chitta, o ser humano permanece sob a influência de latências ancestrais, de compulsões e de impulsos passionais próprios das consciências inferiores.

O retorno a Purusha exige o despertar da inteligência que está constantemente sob o comando do ego, que, por sua vez, antagoniza-se à consciência do Eu Superior e é a base de todo o desvio da natureza. O Ayurveda propõe uma vida em harmonia com a Inteligência Cósmica, onde nossa inteligência se aperfeiçoa e, por meio dela, é possível encontrar o verdadeiro Eu e então mergulhar no domínio do espírito. Para aqueles que seguem os ensinamentos ayurvédicos, a doença – Vikruti – é um produto da condição artificial de distanciamento da natureza; assim sendo, segundo o Ayurveda, todas as moléstias, exceto aquelas causadas por acidentes, são provocadas por desequilíbrios resultantes de um estágio inferior da consciência individual.

Na culinária védica o ato de comer propõe muito mais do que a simples manutenção de nutrientes, este é um ato psicológico e, acima de tudo, sagrado.

É pelos Doshas que o Ayurveda determina a natureza básica de cada pessoa e estabelece uma linha de tratamento adequada às suas necessidades reais.

DOSHAS

DOSHA é uma palavra de origem sânscrita. De acordo com o Ayurveda, já nascemos com um tipo de corpo. Existem três princípios básicos metabólicos que ligam a mente e o corpo: VATA, PITTA e KAPHA.

Esses princípios são o centro do Ayurveda. A escolha dos alimentos é o primeiro passo para uma vida saudável, de acordo com as leis da natureza. Para estabelecer a saúde, ou o equilíbrio entre os Doshas, a tradição da medicina indiana tem como prática principal determinar uma retificação alimentar, só lançando mão de outros tratamentos se o paciente retornar às mesmas queixas após ter seguido à risca a dieta recomendada. Essa terapia baseia-se na divisão dos alimentos segundo três qualidades ou "gunas", que podem ser entendidos como impulsos naturais ou instintos – SATTVA, RAJAS E TAMAS – na relação dos seis sabores que já colocamos anteriormente e na influência que estes exercem sobre os Doshas.

- A classificação dos alimentos segundo as três gunas é a seguinte: SATTVA – o princípio da suavidade e da harmonia. Alimentos que aguçam o discernimento, a sensibilidade, favorecem a meditação, geram leveza, bem-estar e felicidade. Neste grupo estão:

  » o leite, o mel de abelhas, os cereais integrais, as frutas de sabor suave, as castanhas e amêndoas, a manteiga, os óleos vegetais leves, alguns grãos de leguminosas, laticínios não fermentados e praticamente todos os alimentos de sabor doce.

- RAJAS – o princípio da energia mental racional, da turbulência, da emoção, da impulsividade. Alimentos que geralmente exercem efeito estimulante tônico ou excitante. Neste grupo estão:

  » as carnes de boi, as carnes brancas frescas, algumas bebidas alcoólicas mais leves, sementes leguminosas em geral, o café, chá-mate, erva-mate, algumas hortaliças, como o rabanete, o nabo ardido, pimentão, berinjela, tomate, batata-inglesa etc.

- TAMAS – o princípio da inércia, da obscuridade, da densidade, da ignorância e da resistência. São alimentos pesados, de sabores fortes, picantes, ácidos, muito amargos, fermentados, densos, conservados, defumados de odor forte. Aqueles que consomem somente alimentos com as qualidades de Tamas são irritadiços, lerdos, preguiçosos e lascivos.

Com fortes odores, passivos, intolerantes, passionais, glutões e compulsivos. Fazem parte de Tamas:

- Salsicha, linguiça, chouriço, todo tipo de carne de porco, queijos fortes, ovos, conservas, pimentas fortes, molhos. Bebidas alcoólicas, frituras, alimentos decompostos, defumados, industrializados e curtidos.

Cada Dosha tem uma dieta específica. A qualidade mais apropriada à mente são as do tipo Sattva, enquanto Rajas e Tamas representam "impurezas" no plano mental e enfraquecem o poder de percepção e o discernimento espiritual.

Das três gunas surgem os cinco elementos da natureza:

- o éter ou espaço – AKASA – metal
- o ar – VAYU
- o fogo – TEJAS
- a terra – PRITHIVI
- a água – APAS

De Sattva, que consiste em claridade, surge o elemento Éter. De Rajas, que consiste em energia, surge o elemento Fogo. De Tamas, que consiste em inércia, surge a Terra. Entre Sattva e Rajas origina-se, tênue e móvel, o elemento Ar. E de Rajas e Tamas surge a Água, resultado da combinação entre a mobilidade e a inércia.

Os cinco elementos integram a essência da natureza. Seus nomes não significam propriamente o substantivo comum específico, mas o princípio que anima cada um dos elementos. Assim, Tejas não é exatamente o Fogo comum, mas o alento vital sutil, fluido, instável, quente e forte – a matriz cósmica imaterial que dá origem ao fogo físico. Já o Akasha é de difícil compreensão para a mente humana, pois está relacionado com o aspecto mais superior da energia cósmica mais tênue.

Eles correspondem aos cinco estados da matéria:

Sólido – Terra

Líquido – Água

Radiante – Fogo

Gasoso – Ar

Etéreo – Éter; metal

Determinam as cinco densidades da matéria visível e invisível do universo e relacionam-se também a aspectos mentais, psicológicos e emocionais do ser humano.

Os Doshas surgem das diferentes misturas de pares dos cinco elementos:

Do Éter e do Ar = Vata; do Fogo e de um aspecto de Água vem Pitta; da Água e da Terra surge Kapha.

Além da seleção com base nas três gunas, os alimentos são escolhidos em função dos sabores do aspecto, da densidade ou da temperatura.

Segundo esta medicina, existem seis sabores básicos e seis atributos principais – quente, frio, pesado, leve, seco e oleoso – que exercem influências marcantes sobre os doshas.

TIPOS DE DIETAS

DIETA TIPO VATA

Óleos: todos são bons, com preferência para: amêndoas, soja, oliva, coco, milho, girassol, gergelim.

Açúcares: todos, exceto o açúcar branco.

Condimentos e plantas: todos são bons, quando utilizados de forma moderada e as plantas doces (chás) tomadas quentes – Alfavaca, pimenta, assa-fétida, cravo-da-índia, anis, açafrão, funcho, erva-doce, salsa, gengibre, canela, cominho, sálvia, tomilho, mostarda, sal, noz moscada, orégano, manjerona.

Frutas: as doces em especial e bem maduras – Mamão, figo, cereja, limão, toranja, coco, tangerina, melão, uva, laranja, abacaxi, morango, banana.

Grãos: aveia (em preparos), arroz, trigo.

Laticínios: todos usados moderadamente são bons – leite, queijo, manteiga, iogurte. O leite pode ser ingerido com um pequeno pedaço de gengibre fresco.

Legumes: lentilhas, queijo de soja (pouco).

Nozes e sementes: todas são boas, mas em pouca quantidade – amêndoas, nozes, avelãs, sementes de girassol e abóbora.

Vegetais: todas as verduras cozidas são boas – beterraba, aspargos, batata amarela, rabanete, nabo, cenoura.

DIETA TIPO PITTA

Óleos: óleo de coco, girassol, soja e oliva.

Açúcares: todos os açúcares, com exceção do branco. Em caso de desequilíbrio muito acentuado não se deve usar o mel.

Condimentos e plantas: coentro, cominho, erva-doce, gengibre em pequenas quantidades.

Frutas: todas as frutas doces e bem maduras são boas – figo, pera, coco, manga, passas, romã, maçã, abacaxi, melão, melancia, uva preta.

Grãos: arroz branco, aveia cozida, cevada, trigo.

Laticínios: leite, requeijão, sorvete, manteiga.

Legumes: feijão, tofu, soja, fava, grão-de-bico.

Nozes e sementes: coco, semente de girassol e abóbora.

Vegetais: aipo, brócolis, abóbora, couve, couve-flor, pepino, aspargos, salsa, batata e ervilha.

DIETA TIPO KAPHA

Óleos: todos sempre em pequenas quantidades. Dando preferência para óleo de amêndoas, girassol e milho.

Açúcares: somente mel de abelhas (nunca cozido).

Condimentos e plantas: alfavaca, orégano, assa-fétida, açafrão, gengibre, pimenta, sálvia, tomilho, manjerona, mostarda, cravo-da-índia, coentro, canela.

Frutas: morango, figo seco, maçã, passas, cereja, romã, albricoque.

Grãos: aveia tostada, milho, centeio, cevada.

Laticínios: leite desnatado em pequenas quantidades com pedaço de gengibre.

Legumes: grão-de-bico, fava.

Nozes e sementes: sementes de girassol e abóbora.

Vegetais: aipo, berinjela, beterraba, brócolis, couve-flor, aspargo, espinafre, alface, nabo, batata, pimentão, rabanete.

Na medicina ayurvédica os temperos são mais do que simples agregadores de sabor aos pratos, eles se constituem no que há de mais refinado para a cura natural. De outro modo, os temperos são utilizados em rituais sagrados, sendo reverenciados, muitas vezes, como néctares enviados pelas divindades.

Os hindus costumam, após o preparo dos alimentos, praticar o "prasadam", que significa tornar o alimento misericordioso. Ao preparar o alimento, não se ingere nada até que este seja oferecido para Deus. Nesse ato, é entregue primeiro a ELE e após nos servimos de seus restos. É muito mais que um oferecimento, é uma entrega de nosso serviço a Deus; compreendendo que estamos aqui por misericórdia divina. Logo, não é concebível o consumo de alimentos provenientes do sofrimento de uma criatura animal.

CARACTERÍSTICAS

VATA – possui uma constituição mais magra do que os do tipo Kapha e Pitta. Seus ombros e quadris são igualmente mais estreitos. A inconstância de apetite nas pessoas do tipo Vata faz com que não ganhem peso facilmente, possuindo uma fina camada de gordura sob a pele. É muito frequente que o Vata vá aumentando de peso com a idade. A constituição física das pessoas de tipo Vata pode ser chamada de irregular: possuem mãos e pés desproporcionais ao restante do corpo, ou são pequenos ou muito grandes. Os dentuços são muito comuns entre os Vatas. Seus ossos ou são muito finos e leves ou então grossos, longos e pesados. Juntas e veias são salientes, sendo muito comum o "estalar" de juntas. Possuem um comportamento típico de iniciar e não terminar as coisas, sempre inventam uma desculpa e vão em busca de uma coisa nova, que de igual forma não irão terminar.

Quanto maior for o desequilíbrio, mais se manifesta essa tendência. São pensativos, por isso sofrem de alterações do sono, não sendo raro sofrerem de insônia.

Vata é equilibrado pelos sabores salgado, ácido e doce e por alimentos pesados, oleosos e quentes; é perturbado por alimentos picantes, amargos, adstringentes, leves, secos e frios.

PITTA – Pitta puro são pessoas de constituição mediana e suas dimensões são proporcionais. Tanto as juntas como os pés e as mãos são harmoniosos, da mesma forma que seus traços fisionômicos. A manutenção do peso é mantida sem grandes mudanças e flutuações significativas. Assim como engordam, emagrecem com facilidade. Os olhos são de tamanho médio, possuindo um olhar penetrante.

A cor do cabelo tende ao avermelhado, loiro ou então grisalho, normalmente possuem cabelos lisos e finos. A perda de cabelo é sinal de Pitta muito forte. A pele é suave, de cor clara e quente. No sol, podem desenvolver queimaduras, não segurando o bronzeado. O sol é seu inimigo natural.

O Pitta puro é definido como cabeça quente. Fazem tudo ordeiramente, e suas exigências de ordem e controle levam-nos facilmente ao estresse geral. Desequilibrado, fica irritável, com tendência à raiva, impaciência, perfeccionismo exagerado. Seus modos ríspidos tendem a afastar os outros, mesmo possuindo qualidades de liderança.

Pitta é equilibrado por alimentos doces, amargos, adstringentes, frios, pesados e secos, é perturbado por alimentos picantes, ácidos, salgados, quentes, leves e oleosos.

KAPHA – Kapha puro possui grande vigor e resistência a toda e qualquer manifestação de doença. A constituição é bem formada, porém mais robusta que Pitta. Seus ombros e quadris são largos. Os olhos são grandes, ternos. Seu rosto sugere repouso e estabilidade. Suas curvas são bem cheias e bem formadas. É sempre vagaroso, sua digestão é lenta, bem como o seu modo de falar. Mesmo com excesso de peso são pessoas que nos dão a impressão de leveza e suavidade no andar e dançar.

Tendem a acumular e a guardar coisas, mas são afetuosos e tolerantes. Tudo que puderem armazenar e economizar lhes dará muita satisfação. Quando desequilibrados, são avarentos, apegados aos bens materiais e gananciosos. A energia Kapha tende a acumular nas coxas, quadris e nádegas. Os sintomas de desequilíbrios são a sinusite, catarro, muco, alergias, asma, dores nas juntas e tudo que produz ou acumula muco facilmente.

Kapha é equilibrado por alimentos ou bebidas picantes, amargos, adstringentes, leves, secos e quentes; é perturbado pelos sabores doce, ácido e salgado, e pelos alimentos pesados, oleosos e frios.

Com a tabela a seguir, descubra qual seu DOSHA. Marque somente uma em cada característica, depois você deve somar: as primeiras alternativas são Vata, as do meio Pitta e as últimas Kapha. O número maior corresponde ao seu DOSHA.

A forma correta de se calcular o metabolismo é somar as opções A, B e C, se a opção A for a maioria significa que você pertence ao tipo de Dosha VATA, verifique os alimentos que pertencem a esse tipo de metabolismo para manter seu corpo mais equilibrado. Como sugestão: acompanhe as épocas dos alimentos de acordo com a região, busque alternativas. Sabendo o que seu tipo físico precisa e conhecendo os seus efeitos e o que suas carências podem ocasionar, fica mais fácil substituir e manter sua alimentação adequada até a sua renda familiar (o que já ajuda bastante). Análise seus sintomas, verifique seus traços, observe a energia do ambiente, seus pensamentos, o que você pode fazer para se entender melhor, e assim poderá entender melhor o outro. Procure ser mais amoroso com seu corpo, respeite seu veículo evolutivo e conseguirá aos poucos integrar-se ao seu meio, a sua família, sua sociedade e seu planeta.

	VATA	PITTA	KAPHA
Estrutura/peso	esguia até 60 kg	mediano de 70 a 80 kg	robusta acima de 80 kg
Pele	seca; escura ou marrom; áspera e fria	oleosa; vermelha ou amarelada; clara, macia e morna	oleosa; branca; grossa; fria; pálida
Cabelo	escuro; seco; encaracolado	vermelho; amarelo; grisalho ou loiro; macio; oleoso	escuro ou claro; grosso; oleoso e ondulado
Dentes e boca	grandes; salientes; tortos; gengiva macia	moderados no tamanho; amarelados com gengivas macias	fortes e brancos
Olhos	castanhos; escuros; pequenos e secos	verdes; cinzas ou amarelos; aguçados e penetrantes	azuis, grandes; atraentes; cílios espessos.
Apetite	variável; pouco	bom; excessivo; insuportável	lento e estável
Sabor preferencial	doce; azedo; salgado	doce; amargo; adstringente	amargo; pungente; adstringente
Sede	variável	excessiva	escassa; pouca
Fezes	seca, dura; difícil; constipação	oleosa; macia; solta	oleosa; grossa; pesada
Atividade mental	muito ativo	moderado	lento
Fisicamente	inquieta; ativa	agressiva; inteligente	calma; lenta
Temperamento emocional	medroso; inseguro; imprevisível	agressivo; irritável. ciumento; invejoso	calmo; avaro; apegado
Fé	mutável; variável	fanático	estável

	VATA	**PITTA**	**KAPHA**
Memória	boa memória recente; remota memória pobre	aguçada	lenta, porém prolongada
Sonhos	medos; voando; pulando; correndo	fogoso; inquieto; ira	aquoso: rios, oceano, lagos; nadando; romântico
Sono	pouco; interrompido	pouco, porém profundo	pesado; prolongado
Fala	rápida	aguçada e cortante	lenta e monótona
Condição financeira	pobre; gasta rapidamente em supérfluos	gasta moderadamente	rico; econômico; gasta com a comida
Unhas	ásperas; quebradiças	macias	fortes; grossas e oleosas

ALIMENTAÇÃO ADEQUADA

A tabela a seguir apresenta uma relação de alimentos que mantêm sua energia equilibrada.

YIN	**YANG**	**YIN**	**YANG**
Arroz integral, *grapefruit*	Trigo	Couve, refrigerante	Queijo curado
Aveia, banana	Centeio	Aipo, sucos artificiais	Leite de cabra
Milho, laranja	Cevada	Couve-flor, vinagre	Queijo Camembert
Lentilha, ervilha seca, abacaxi	Arroz integral	Couve-chinesa, mel de abelha	Queijo Roquefort
Grão de bico, **requeijão**	Gergelim	Espinafre, melado	**Queijo Gorgonzola**
Feijão, coalhada	Feijão azuki	Batata-doce, açúcar branco	Queijo Gouda
Vagem, leite de **vaca**	Linhaça	Batata-inglesa	Carne de búfalo
Ervilha torta, iogurte	Lentilha, ervilha seca	Mandioquinha	Carne de vaca
Nabo-redondo, manteiga sem sal	Alho	Aipim	Vísceras de vaca

YIN	YANG	YIN	YANG
Abóbora comum, queijo fresco	abóbora-moranga	Maçã	Ovos
Abobrinha, creme de leite	Nabo comprido	Melancia	Vísceras de aves
Aspargo, creme chantilly	Cebola	Azeitona	Rã
Pimenta, rã	Cenoura	Castanha-do-pará	Ovas de esturjão
Alcachofra, coelho	Rabanete	Castanha-de-caju	Bacalhau salgado
Pepino, pato	Nabo-redondo	Cereja	Iriko
Tomate, galinha	Gengibre	Morango	Arenque
Pimentão, porco	Inhame	Avelã	Atum
Berinjela, mexilhão	Cará	Amêndoa	Lagosta
Dente-de-leão, polvo	Bardana	Nozes	Camarão
Agrião, lula	Lótus	Lima-da-pérsia	Carpa
Alho-poró, ostras	Dente-de-leão	Pêssego	Truta
Rúcula, água de fonte	Pinhão	Amendoim	Salmão
Salsa, cerveja	Damasco	Pera	Sardinha
Chicória, vinho	Maçã	Figo	Enguia
Escarola, café	Queijo de cabra	Tâmara	Chámu

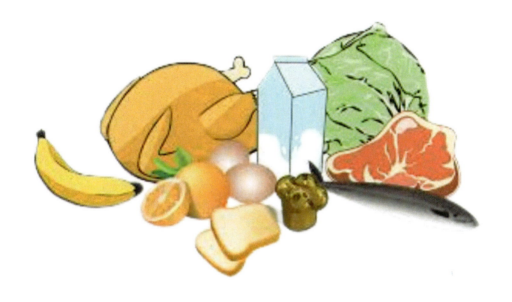

Capítulo 9

Alimentação e seus nutrientes

Que força é essa que põe seu corpo em movimento?

É a força da natureza, que leva em seus alimentos, ar e água, todo o potencial para nos manter aqui em trabalho de crescimento.

A qualidade dos alimentos, o equilíbrio alimentar, a perfeição do cozimento e a frugalidade bem dosada são, com toda certeza, os melhores passaportes para o bem-estar e a saúde.

O princípio é elementar: fornecer ao organismo, por meio da nutrição, aquilo que satisfaça suas necessidades, sem excessos e sem carência, para dele obter o máximo. Nosso organismo tem três tipos de necessidades:

- Necessidades energéticas:

Todos os alimentos satisfazem essa exigência. Em nossa sociedade o risco maior que deve se temer está mais no lado do exagero do que na carência.

- Necessidades plásticas:

Os materiais de construção que nos são necessários são fornecidos principalmente pelas proteínas.

- Necessidades de funcionamento:

Elas são garantidas pelos elementos não energéticos da ração alimentar – vitaminas e sais minerais –, indispensáveis ao bom andamento do organismo e à forma física. Uma alimentação bem dosada atende a essas necessidades, tanto qualitativa como quantitativamente; ela se compõe de três grandes famílias de alimentos:

As proteínas: são substâncias azotadas. O azoto é indispensável tanto para o crescimento como para a manutenção de nosso corpo.

Os glicídios: são os açúcares e os alimentos feculentos. É a principal fonte de energia. Eles podem ser estocados pelo organismo.

Os lipídios: são matérias gordurosas. Por serem extremamente energéticos, o organismo só necessita de uma quantidade muito pequena dessas substâncias.

Alimentos ricos em proteínas

- Todos os laticínios: leite integral, desnatado, concentrado, em pó: todos os pratos em cujo preparo entre o leite. Todos os queijos, sem exceção. Os iogurtes e os leites fermentados.

Todas as carnes, incluindo peixes, crustáceos e moluscos.

Alimentos ricos em glicídios

- Os feculentos: todos os tipos de pão, torradas, biscoitos, doces, pastéis, tortas, empadas, pão de mel, todos os cereais, sêmola, arroz, massas. Batatas, legumes secos, mandioca, farinhas de todo tipo.

- As frutas e os legumes: frescos, em conserva, enlatados ou supergelados.

- Os produtos doces: açúcar, geleia, doces, mel, massa doce e bombons.

Alimentos ricos em lipídios

- As gorduras de origem animal: manteiga, creme de leite, banha, gordura de boi, de vitela, de cavalo etc.

- As gorduras de origem vegetal: óleos diversos (oliva, amendoim, milho, girassol, soja...), margarina e gorduras vegetais compactas do tipo vegetalina.

VITAMINAS

As vitaminas são substâncias químicas – aminoácidos – fundamentais para o organismo exercer muitas de suas funções. Como o corpo não produz aminoácidos, é necessário ir buscá-los nos alimentos.

- Vitamina A

Função – atua sobre a pele, a retina dos olhos e as mucosas; aumenta a resistência aos agentes das infecções.

Sua falta provoca problemas de pele; atraso no crescimento; perda de peso; perturbações na vista.

Fontes – Manteiga, leite, gema de ovo, fígado, espinafre, chicória, tomate, mamão batata, cará, abóbora.

- Vitamina B1 ou tiamina

Função – auxilia no metabolismo dos carboidratos; favorece a absorção de oxigênio pelo cérebro, equilibra o sistema nervoso e assegura o crescimento normal.

Sua falta provoca perda de peso, beribéri, nervosismo, fraqueza muscular e distúrbios cardiovasculares.

Fontes – carne de porco, cereais integrais, nozes, lentilha, soja.

- Vitamina B2 ou riboflavina

Função – conserva os tecidos, principalmente os do globo ocular.

Sua falta provoca dermatite seborreica, lesões nas mucosas, principalmente nos lábios e nas narinas, fotofobia.

Fontes – fígado, rim, levedura de cerveja, espinafre, berinjela.

- Vitamina B6 ou piridoxina

Função – permite a assimilação das proteínas e das gorduras.

Sua falta provoca dermatite, inflamação da pele e das mucosas.

Fontes – carnes de boi e de porco, fígado, cereais integrais, batata, banana.

- Vitamina B12 ou cobalamina

Função – colabora na formação dos glóbulos vermelhos e na síntese do ácido nucleico.

Sua falta provoca anemia, irritabilidade, distúrbios gástricos e depressão nervosa.

Fontes – fígado e rim de boi, ostra, ovo, peixe e aveia.

- Vitamina C ou ácido ascórbico

Função – conserva os vasos sanguíneos e os tecidos; ajuda na absorção do ferro; aumenta a resistência a infecções; favorece a cicatrização e o crescimento normal dos ossos.

Sua falta provoca escorbuto; problemas nas gengivas e na pele.

Fontes – limão, laranja, abacaxi, mamão, goiaba, caju, alface, agrião, tomate, cenoura, pimentão, nabo, espinafre, acerola.

- Vitamina D

Função – fixa o cálcio e o fósforo em dentes e ossos e é muito importante para crianças, gestantes e mães que amamentam.

Sua falta provoca raquitismo, problemas nas gengivas e na pele.

Fontes – óleo de fígado de peixes, leite, manteiga, gema de ovo e raios do sol.

- Vitamina E

Função – antioxidante; favorece o metabolismo muscular e auxilia a fertilidade.

Fontes – germe de trigo, nozes, carnes, amendoim, óleo e gema de ovo.

- Vitamina H ou biotina

Função – funciona no metabolismo das proteínas e dos carboidratos.

Sua falta provoca depressão, sonolência; dores musculares; anorexia; descamações da pele.

Fontes - fígado e rim de boi, gema de ovo, batata, banana, amendoim.

- Vitamina K

Função – essencial para que o organismo produza protrombina, uma substância indispensável para a coagulação do sangue.

Sua falta provoca aumento no tempo de coagulação do sangue; hemorragia.

Fontes – fígado, verduras, ovos.

- Ácido fólico

Função – atua na formação dos glóbulos vermelhos.

Sua falta provoca anemia, alterações na medula óssea; distúrbios intestinais; lesões nas mucosas.

Fontes – carnes, fígado, leguminosas, vegetais de folhas escuras.

- PP ou niacina (ácido nicotínico)

Função – possibilita o metabolismo das gorduras e carboidratos.

Sua falta provoca pelagra.

Fontes – levedura, fígado, rim, coração, ovo, cereais integrais.

- Ácido pantotênico

Função – auxilia o metabolismo em geral.

Sua falta provoca fadiga, fraqueza muscular; perturbações nervosas; anorexia; diminuição da pressão sanguínea.

Fontes – fígado, rim, carnes, gema de ovo, brócolis, trigo integral, batata.

- Ácido paraminobenzoico

Função – estimula o crescimento dos cabelos.

Fontes – carnes, fígado, leguminosas, vegetais de folhas escuras.

SAIS MINERAIS

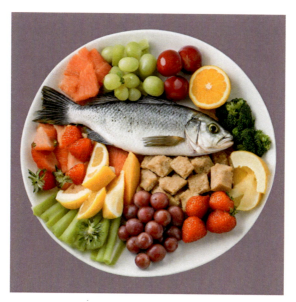

Tão importantes quanto as vitaminas, necessárias em quantidades infinitesimais, são, no entanto, bem negligenciados na alimentação moderna, frequentemente corrompida por tratamentos imprudentes.

Os minerais são indispensáveis para a vida, para as trocas tissulares, para a formação dos tecidos, para o bom funcionamento e para a resistência do organismo. Sua mera presença basta para tornar possível a combinação ou a reação recíproca de corpos no organismo. Eles são catalisadores. É por essa razão que os médicos utilizam-nos como terapêutica.

Suas fontes:

- ARSÊNIO – germe de trigo, arroz, alho, repolho, espinafre, nabo, cenoura, batata, maçã.

- BROMO – maçã, uva, morango, melão, alho, alho-poró, rabanete, tomate, aspargo, aipo, repolho, cebola.

- CÁLCIO – trigo, aveia, nozes, avelãs, amêndoas, cenoura, repolho, espinafre, batata, cebola, nabo, tâmaras, frutas cítricas, pólen, leite e queijos, chocolate, água, vinho tinto.

- COBRE – amêndoas, nozes, avelãs, trigo, frutas secas, uva, miúdos, carnes, peixe, ovos, leite e derivados.

- ENXOFRE – alho, agrião, pólen, rabanete, rabanete negro, batata, amêndoas, carnes, leite, mostarda.

- FERRO – cereais, legumes secos, agrião, espinafre, cacau, ovos, carne, peixe, fígado.

- FÓSFORO – cereais, germe de trigo, frutas secas, uva, miúdos, carne, peixe, ovos, leite e derivados.

- MAGNÉSIO – frutas secas (amêndoas, tâmaras, damasco, ameixa preta, figos, avelãs), germe de trigo, cereais integrais, pão integral, leite e queijos, espinafre, acelga, hortaliças, banana, framboesa.

- POTÁSSIO – legumes e frutas frescas.

- SÍLICA – casca de vegetais, cereais integrais.

- SÓDIO – sal marinho grosso, cereais, legumes, frutas.

Após conhecer nosso metabolismo, o tipo de alimento que nosso corpo precisa de acordo com a época, o valor nutritivo de cada um, vamos conhecer mais sobre diferenças fundamentais entre os seres vivos e algumas considerações importantes.

O valor nutritivo de um alimento não está na sua composição química, mas no seu grau de digestibilidade. O alimento indigesto, em vez de nutrir, intoxica. A superalimentação "que fortifica" é um erro, porque o organismo só aproveita o que digere e não o que come. O único regime fortificante consiste em manter boa digestão. Para isso, primeiro precisa haver temperatura normal no tubo digestivo, comer alimentos adequados em qualidades e quantidades e em combinações convenientes. Este alimento é o que convém à nossa estrutura orgânica e às nossas necessidades fisiológicas. A sábia Natureza dotou todos os seres dos meios necessários para satisfazer as suas necessidades, sem recorrer a artifícios e assim se nutrir adequadamente.

O animal carnívoro tem o instinto sanguinário e traiçoeiro do caçador que espreita a sua presa; as girafas, cujo alimento é constituído pelas folhas das árvores, possuem um pescoço extremamente comprido para colher o seu sustento sempre das alturas. As morsas e focas marinhas estão armadas de dentes em forma de fortes ganchos, para arrancar das rochas os moluscos; o homem, como os macacos, é dotado de mãos com dedos compridos e unhas chatas, que lhe permitem colher a fruta das árvores para levá-la a boca, porque o homem como o macaco, pelos seus órgãos para colher, mastigar e digerir seus alimento, é frugívoro, ou seja, está destinado pela Natureza a alimentar-se só de frutas e oleaginosas no seu estado natural. O homem não tem as garras do animal carnívoro, ademais sente horror ao contemplar vísceras do ventre aberto de um animal e perante a morte, enquanto as frutas o atraem despertando o apetite com seus aromas e matizes. Os animais carnívoros possuem focinho com boca larga que lhes permite introduzi-la nos músculos e vísceras das suas presas; o homem não tem essas condições e a sua boca pequena e mais reentrante que o nariz não lhe permite levar ao estômago outros alimentos senão os que pode colher com suas mãos, como as frutas e as sementes. A dentadura do homem não tem dentes afilados e cortantes do animal carnívoro, mas planos e triturantes como os do macaco.

Se a carne fosse um alimento natural e adequado para o homem, este comê-la-ia tal como a oferece o cadáver, sem a necessidade de transformá-la na cozinha, que, enganando os nossos sentidos e atraiçoando as nossas necessidades, se converte em laboratório de todo tipo de sintoma de um corpo doentio.

As crianças, que não perverteram o seu instinto natural, resolvem definitivamente as dúvidas que aos adultos uma mentalidade "desenvolvida" sugere, sem base nas leis naturais e formada na imitação de erros coletivos. Leve uma criança à porta de um local onde estão expostos cadáveres de animais e energicamente retrocederá, da mesma forma não reage ao ser levada a uma fruteira, pois é atraída pela vista e pelo perfume das frutas destinadas pela Natureza como alimento adequado às suas necessidades fisiológicas. Esses seres iluminados que retornaram com a missão de recuperar o Planeta, possuem hábitos muito diferentes, tanto alimentares, sociais, mentais como já trazem em si uma espiritualidade até há pouco adormecida no coração do "HOMEM EVOLUÍDO".

Outros aspectos devem ser observados, ao estômago do homem faltam os ácidos adequados que o animal carnívoro possui para digerir as carnes; mas, por degeneração, chega a produzir também excesso de ácidos, quando este órgão é habituado a ingerir carnes. Esta produção anormal de ácidos ataca as mucosas estomacais destinadas pela Natureza a suportar as reações alcalinas que a digestão das frutas produz, originando úlceras e degeneração de tecidos.

Sendo as carnes de fácil decomposição com o calor, os animais carnívoros estão dotados de um intestino mais curto do que o dos seres humanos, de maneira que os resíduos das carnes permanecem no corpo mais tempo do que o necessário para evitar a reabsorção das toxinas próprias da alimentação cadavérica. E por esse mesmo aspecto atrai para si energias densas de planos inferiores que agonizam em busca dessas vibrações, desequilibrando e impedindo que energias superiores impulsionem o ser humano a caminho da evolução.

O leite de vaca ou outro animal constitui alimento inadequado para o homem, porquanto este produto é dado pela Natureza à fêmea para alimentar seu filho, pois o leite produz os componentes necessários para a formação do organismo, ele é retido no estômago por uma enzima chamada renina, esta mesma enzima não é mais produzida pelo organismo já constituído, tornando o leite em muitos estados maléfico ao organismo adulto, pois seu uso inadequado produz estados catarrais nos brônquios, forma uma mucosa estomacal e intestinal dificultando a digestão e aproveitamento de outros alimentos. Por esse motivo, torna-se tolerável, por exceção, na alimentação das crianças, nos adultos é sempre tóxico, decompõe-se facilmente com o calor intestinal e dá origem a fermentações pútridas com produtos do venenoso ácido láctico. No entanto, a coalhada de leite, o queijo fresco e o iogurte são alimentos sãos e recomendáveis para as crianças e deve adotar-se em lugar do leite e outros substitutos industriais.

O leite é produto orgânico que para nutrir deve ser espremido diretamente das glândulas lácteas, pois em contato com o ar decompõe-se e torna-se tóxico e indigesto. O leite é o alimento destinado pela Natureza aos animais jovens, quando ainda não possuem os dentes para elaborar seu próprio alimento. O homem é o único ser que na sua maioria e na velhice bebe leite e, ainda assim, é produzido por animais de outra espécie e, o que é pior, desnaturado pelo fogo da fervura. Os animais que vivem livres, guiados pelo instinto, se alimentam adequadamente e assim vivem sãos; o homem, degenerando seu instinto, não sabe escolher os alimentos adequados às necessidades, nem procurar a sua melhor qualidade, nem tampouco calcular a sua quantidade.

Considerações sobre os alimentos:

Os alimentos, segundo a Doutrina Térmica (Livro *A Medicina Natural ao Alcance de Todos*), dividem-se em dois grupos: alimentos que refrescam e alimentos que tornam febril o aparelho digestivo.

Alimentos que refrescam são os que se comem crus, no seu estado natural, como frutas, oleaginosas, talos, folhas verdes e algumas raízes.

Todo o alimento cozido, exigindo prolongado esforço digestivo, congestiona as mucosas do estômago, elevando a sua temperatura. Esta febre intensa agrava-se com alimentação cadavérica, produtos industrializados, bebidas alcoólicas e condimentos. O pulso, registrador da febre intensa, demonstra-o: se comemos fruta crua, não tem alteração; pelo contrário, os alimentos cozinhados, conservados e condimentados, exigindo laboriosa digestão, elevam a temperatura interna, como o comprova a elevação do número das pulsações.

Nas frutas e sementes concentram-se todos os dons e energias da Natureza. Desde que se abrem as flores das árvores, as flores da laranjeira, por exemplo, atraem-nos e encantam com o seu incomparável perfume. Com a flor, delicada, alegre e risonha, começa a árvore com a missão nobre de alimentar, se preparou durante longos anos em lento desenvolvimento a elaborar as substâncias privilegiadas que nas suas entranhas a Mãe-Terra guarda. Ao mesmo tempo que caem as primeiras pétalas da flor, começa a desenvolver-se o fruto, num processo tão demorado e lento que só pode comparar-se à gestação do homem no ventre materno: nove meses demoram as laranjas para desenvolver-se e oferecer-se ao homem como alimento digno da sua linhagem na Criação. Durante longos meses a fruta recebe e acumula a seiva da árvore extraída dos materiais mais escolhidos da terra. Também durante a maior parte do ano a fruta acumula todas as energias da atmosfera e especialmente forças elétricas e magnéticas. O sol, fonte de vida universal, durante longo tempo acaricia este Dom do Criador, acumulando nas frutas as suas energias que são vida e, como cozinheiro incomparável, prepara nelas o perfume apetitoso, o delicioso manjar contido na sua polpa e os açúcares fortificantes dos músculos e nervos. A mãe Natureza dotou também muitas de suas frutas de capacidade natural de proteger-se contra o homem desequilibrado, algumas de suas frutas como o mamão, a banana, o caqui etc. possuem substâncias que desagrada o paladar até mesmo dos animais até que suas sementes estejam em condições de gerar outra planta e assim perpetuar sua espécie.

Do que pode necessitar o organismo humano que não contenham as frutas e as sementes, produtos em que a Natureza pôs todas as suas galas e concentrou toda a sua seiva e acumulou todas as suas energias?

Cegueira incompreensível é, pois, a do homem que desdenha os tesouros que, com generosidade e simplicidade, a Natureza lhe oferece, para procurar no artificial, complicado e mortífero, o que à sua vaidade e mente apraz.

Enquanto a ciência abdica da razão fundamentando seus conhecimentos na observação microscópica, o organismo animal tem mistérios impenetráveis aos regentes de laboratórios, que só poderão ser decifrados pela cuidadosa observação da Natureza, a que possuímos e a que nos rodeia.

A alimentação natural de frutas e oleaginosas é a que mais convém ao homem desde que deixa o peito materno até a morte.

Muitos talvez achem a fruta alimento insuficiente, pois têm comprovado que, ao fim de pouco tempo de a terem comido, sentem nova necessidade de se alimentar. Pelo contrário, um prato de carne ou de feijões deixa "satisfeita" a pessoa durante grande parte do dia; deste fato, a maior parte das pessoas deduz que é melhor alimento o prato de feijões do que o cacho de uvas, ou a laranja, e que para alimentar-se bem é necessário sentir-se repleto e não ter novamente fome senão passadas longas horas.

Isso ocorre porque frutas e sementes, como uvas, maçãs, laranjas ou nozes, são digeridas e assimiladas sem esforço, sem deixar resíduos insalubres. Pelo contrário, um bocado de feijões obriga a um trabalho prolongado, que faz com que o indivíduo se sinta repleto durante quatro ou mais horas. Esta digestão, que na verdade é uma indigestão, dura longas horas até que o alimento seja totalmente metabolizado. Este processo de indigestão é confundido infelizmente como alimentação suficiente. Este processo desgasta o organismo com um esforço em digerir e eliminar os resíduos desta alimentação inadequada. Passando a outro aspecto, o tubo digestivo começa na boca, a digestão começa na boca também. Nesse órgão efetua-se a primeira parte da digestão, que segue no estômago e termina nos intestinos delgado e grosso, a conveniente mastigação dos alimentos e a sua mistura

A ENERGIA DA CURA: SAÚDE AO ALCANCE DE TODOS

com a saliva é a base de uma boa digestão, pois ao estômago não podemos exigir um trabalho que naturalmente se faz na boca. Pois este não tem dentes nem segrega saliva, impondo-lhe um penoso trabalho a elaboração de alimentos mal preparados. Com razão, pois, se disse que metade da digestão se faz na boca, compreende-se a importância de possuir dentadura sã, a qual se destrói por desarranjos digestivos, tornando os dentes cariados focos de putrefação que envenenam o sangue. A lenta deglutição, consistindo esta no ato de engolir os bocados, a rapidez em fazê-lo fatigam o estômago, que se vê obrigado a atacar de uma vez, e não parcialmente, o conteúdo alimentício que o repleta. Esse esforço também é a causa de congestão estomacal, que favorece putrefações intestinais e desequilibra as temperaturas do corpo. É preciso assegurar no seu começo o êxito do processo digestivo, e também que a fase final de expulsão dos resíduos, imundícies provenientes de uma alimentação cadavérica e artificial, seja feita de forma conveniente.

A evacuação nas primeiras horas da manhã e antes de deitar é condição indispensáveis para manter um corpo saudável.

Os alimentos apropriados ao homem, como a maçã, desdobram-se em duas espécies de produtos: uns assimiláveis, que o organismo aproveita; e outros resíduos, que são expulsos sem deixar impurezas no sangue. Os alimentos impróprios ao ser humano, como a carne, que, absorvida na sua maior parte, se aproveita incompletamente, ficando matérias estranhas, substâncias mortas em nosso corpo.

Para analisar os níveis de absorção ou toxicidade do organismo, Kuhne criou um diagnóstico analisando a expressão do rosto. Para ele a pessoa sã não é gorda nem fraca, não apresenta anomalias nem na forma do seu corpo nem nas linhas do rosto.

Frutas e verduras devemos ingeri-las cruas, pois só assim podemos aproveitar os seus elementos vivos e energéticos. Toda a cocção mata a vida orgânica e degenera as substâncias alimentícias, favorecendo fermentações pútridas que deixam o sangue impuro. Os alimentos consumidos em estado cru manterão a saúde do corpo ou permitirão recuperá-la, quando perdida. A alimentação corrente do homem civilizado mantém a humanidade presa a doenças crônicas, reduzindo seu tempo de vida. Aproveitando os alimentos tal como foram cozidos pela Natureza, vitalizados e carregados de energia pela cocção do Sol, incomparável cozinheiro que comunica a Vida a tudo quanto esteja sob a sua ação. A cozinha do homem mata, desintegra e degenera os alimentos que a Natureza proporciona.

Acabar com a cozinha é a verdadeira libertação do homem, especialmente da mulher, que também simplificaria e baratearia a Vida, ganhando tempo e saúde.

Veremos a seguir uma lista de propriedades de alguns frutos.

Os morangos, além do seu aroma e gosto especial, têm propriedades antigotosas e vermífugas. As espécies silvestres dissolvem as concreções articulares do ácido úrico.

As cerejas fortalecem o sangue, dão boa cor e favorecem a função renal.

Os alperces convêm às pessoas que necessitam de um tratamento ao mesmo tempo tônico e depurativo.

As ameixas têm virtudes laxativas e purificadoras.

As oleaginosas possuem a propriedade de eliminar do nosso corpo todas as toxinas e de fazê-lo refratário à ação de muitos venenos.

O melão utiliza-se em casos especiais, como emoliente, laxativo e diurético. Esta última propriedade também é característica da melancia.

Recomendações:

A pera é muito digestiva.

A maçã é recomendada nas afecções de estômago, bexiga e rins.

A nêspera é laxativa e também antidiarreica.

A laranja é tônica, calmante e purificadora.

O limão é desintoxicante, adstringente e desinflamante.

O abacate é nutritivo, antiácido e laxativo.

A tâmara e o figo são nutritivos em alto grau.

Tomates e azeitonas entram na categoria das frutas, seguindo as abóboras, pepinos, berinjelas etc.

Na ordem dos alimentos adequados ao homem, vêm depois: as folhas verdes, como couves, talos e folhas de cardo, repolhos, alcachofras, acelgas, espinafres etc.; raízes, como nabos, cenouras, beterrabas, batatas etc.; bulbos, como cebolas, alhos, aipo etc. Alimentos como os grãos podem ser utilizados em nossa alimentação sem exageros e com a devida hidratação, pois tornam-se indigestos e tóxicos se consumidos de outra forma que não seja fresco ou verde. Aos doentes especialmente devemos evitar, preferindo consumir o trigo, milho, arroz, aveia, centeio etc., que são mais digeríveis, porém sempre com moderação e misturados às hortaliças.

As farinhas finas são mais ou menos indigestas, devemos misturar aos alimentos que contenham folhas verdes e hortaliças.

O pão branco é alimento nocivo, deve ser usado com moderação, melhor torrá-lo. Assim como todos os pães.

Em lugar do leite é recomendável coalhada, queijo fresco ou iogurte.

Açúcar industrial e doces favorecem fermentações ácidas do aparelho digestivo e acidose no sangue.

O mel de abelhas não têm o inconveniente do açúcar industrial, é rapidamente incorporado na economia do nosso corpo, transformando-se em fonte de calor e energia muscular. Tem propriedades tônicas e fortificantes.

O ovo, sempre que estiver bem cozido e picado, em combinação com saladas, é um bom alimento, pois torna-se de fácil digestão.

Chocolate, cacau, alguns chás, café e malte são produtos que estimulam e excitam sem nutrir.

Todos os temperos, como o sal, a mostarda, o pimentão, a pimenta etc., são sempre prejudiciais, pois o seu efeito nas mucosas do tubo digestivo é semelhante a chicotadas que inflamam a pele.

O abuso do vinho produz irritação nas paredes do estômago e intestinos.

Queijo seco é indigesto e favorece o artritismo, produzindo ácido úrico e acidose do sangue. O queijo fresco é melhor recomendado, com exceção aos doentes e presos de ventre.

O peixe é de fácil putrefação.

A carne de frango é menos prejudicial que as carnes vermelhas.

Mais prejudicial que todas as carnes é o CALDO DE CARNE OU AVE, pois constitui um produto excrementício semelhante à urina: a urina é a lavagem da carne viva e o caldo é a lavagem dos despojos cadavéricos de um animal que começa a decompor-se.

Esses caldos não têm as propriedades alimentícias que o público lhes atribui, pois as carnes não dissolvem na água a albumina – membro da classe de proteínas solúveis em água e coaguláveis por aquecimento –, mas sim os humores e produtos do desgaste orgânico do animal e suas matérias estranhas ao corpo vivo, acumuladas por alimentação antinatural, como as que os animais que são mantidos e alimentados hoje em cativeiros à disposição do homem carnívoro e desumano. As mães que ingerem este alimento elaboram um leite anormal e laborioso, que prepara as primeiras crises da infância e origina estados irritadiços e inflamatórios ao tubo digestivo.

Deveriam ser substituídos por fruta crua da estação, saladas com oleaginosas ou ovo cozido e picado. Assim o leite conseguirá cumprir com êxito sua missão.

As gorduras animais deveriam ser banidas de nossa alimentação, já que as oleaginosas e as azeitonas nos oferecem substâncias puras e vivas.

O azeite de oliva deve comer-se cru, temperando com ele, na mesa, as saladas ou os vegetais cozidos a vapor, pois tanto a gordura como o azeite cozido, e pior se são queimados, decompõem-se, produzindo o venenoso ácido butírico, que torna as frituras indigestas.

Os ácidos como o vinagre e produtos de escabeche são prejudiciais, acidificam o sangue, que deve ser alcalino. Melhor consumir o limão, mas este é incompatível com a fécula do pão e o amido das papas.

O limão, além de suas vitaminas, purifica o intestino.

O sal é irritante e o corpo deve expulsá-lo, para isso se utiliza da urina, suor e lágrimas, o que leva todas as nossas secreções a serem salgadas. Os alimentos devem ser ingeridos em estados normais à temperatura do nosso corpo, pois gelados predispõem a úlceras, devido a reações de calor que provocam na mucosa estomacal.

Combinações alimentares

Com alimentos naturais, boa mastigação e lenta deglutição, não está completamente assegurado o êxito de uma boa digestão, pois há alimentos que misturados produzem má combinação. Frutas oleaginosas e frutas doces na mesma refeição, não se digerem porque as gorduras ao se misturarem ao açúcar produzem fermentação alcoólica, sobrecarregando o sangue de produtos nocivos.

O processo análogo se dá com as frutas ácidas misturadas com amido, como laranjas com pão. Nesse caso os ácidos, impedindo o desdobramento normal dos amidos em maltose e glicose, originam fermentação ácida, que favorece a acidificação do sangue. Frutas doces e ácidas também são uma mistura prejudicial; as ácidas combinam bem com as oleaginosas: laranja com nozes.

Frutas doces sumarentas combinam com os amidos que as castanhas, bananas ou pinhões contêm. Batatas-doces com cereais como trigo, milho, arroz, aveia etc., não convém comê-los juntos, porque a fécula das frutas com a amido dos cereais geralmente não se digere simultaneamente, devendo o que foi elaborado primeiro esperar, para ser absorvido, pela digestão do outro, entrando em fermentação pútrida. Pela mesma razão não se deve comer pão com batata-doce.

A mesma razão anterior existe também para não misturar na mesma comida leite e ovos, pois uma dessas substâncias pode ser digerida de preferência à outra, que entrará em decomposição.

Alimentos de natureza oposta não devem ser ingeridos juntos, como os de sais minerais, ácidos e açúcares. Assim, as hortaliças contêm em grande proporção sais minerais, e as frutas contêm ácidos e açúcares, motivo pelo qual as hortaliças e as frutas na mesma comida produzem fermentações nocivas.

Por fim, as azeitonas e/ou azeites com frutas doces ou secas (açúcares) produzem má combinação e fermentações alcoólicas.

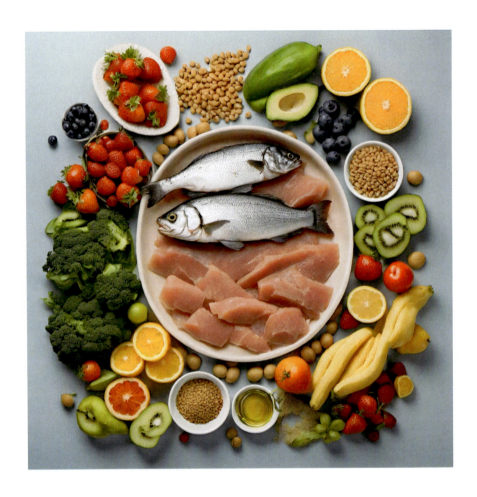

    A natural inclinação das crianças pelas frutas e sementes e também os meios com que a Natureza dotou o homem para procurar, colher, mastigar e digerir os seus alimentos, demonstram que os vegetais são o alimento natural do homem. Alimento natural é o que pode comer-se tal como a Natureza o oferece, sem preparação prévia, como frutas, oleaginosas, folhas, talos e raízes.

    Assim como no reino animal é o homem o ser mais perfeito, no reino vegetal são as frutas e sementes os produtos mais nobres e perfeitos. Compreende-se então que bem se merecem e completam.

COMBINAÇÕES ALIMENTARES

EXEMPLOS DE BOAS E MÁS COMBINAÇÕES			
OS QUE LIGAM MAL		**OS QUE LIGAM BEM**	
Ovos, leite ou queijo	com mel, frutas frescas ou secas	Frutas secas e mel	com frutas frescas doces
Cereais e legumes	com castanhas ou bananas	Leite, queijo e ovos	com cereais, feculentos e legumes
Cereais, trigo, milho, arroz, aveia etc.	com batatas e feculentos em geral	Cereais, trigo, milho, arroz, aveia etc.	com hortaliças, raízes ou frutas doces ou oleaginosas
Cereais e feculentos	com frutas ácidas	Feculentos ou tubérculos farináceos	com hortaliças e sumo de uva
Frutas oleaginosas, azeite e óleos	com frutas doces, mel e açúcares	Legumes	com hortaliças e manteiga
Crustáceos, carnes, peixes e aves	com frutas frescas e doces	Pão, queijo, gemas de ovo e nata	com frutas frescas, doces e compotas
Vinhos e sal	com melancia e leite	Hortaliças, raízes e tomates	com azeite, frutas oleaginosas e ovos
Limão e outras frutas ácidas e vinagre	com tomates, leite, castanhas, bananas, cereais, feculentos e legumes secos.	Frutas, doces	com gema de ovo e pão
Leite	com saladas cruas, hortaliças, tomates ou frutas sumarentas.	Legumes, azeites e frutas oleaginosas	com tomates, abóboras, berinjela e salada

EXEMPLOS DE BOAS E MÁS COMBINAÇÕES

OS QUE LIGAM MAL		OS QUE LIGAM BEM	
Ovos	com queijo ou leite	Azeites, hortaliças e raízes	com ovos, batatas, cereais ou legumes secos
Frutas	com hortaliças	Bananas e frutas farináceas	com leite ovos e frutas doces
Mel ou açúcar	com hortaliças	Hortaliças	com cereais ou batata-doce
Azeitonas ou oleaginosas	com mel ou açúcar ou frutas doces	Saladas de folhas, talos e raízes	com azeite, cereais ou batata-doce
		Oleaginosas e azeitonas	com cereais e azeitonas
		Queijo melhor fresco do que seco	com cereais, pão ou batata-doce
		Ervilha, feijões, lentilha, grão	com hortaliça
		Cereais	com frutas secas doces
		Ovos de preferência cozido	com toda a espécie de vegetal
		Pão melhor integral	com azeite

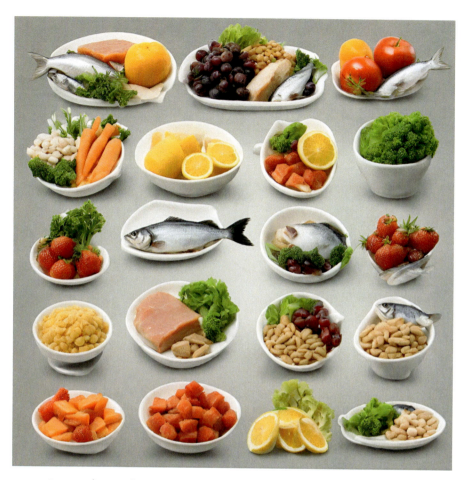

Para evitar os inconvenientes das más combinações, a melhor regra será simplificar cada refeição a um ou dois produtos, variando estes nas diversas refeições do dia ou, melhor, cada dia, para proporcionar ao organismo os variados materiais de que necessita e que são açúcares, albuminas (pouca para os adultos), hidratos de carbono e sais minerais.

A quantidade é também outro fator que intervém na digestão, sendo a regra geral, para que esta se faça normalmente, nunca comer sem fome e toda a refeição terminar deixando algum desejo por satisfazer, pois alimentamo-nos do que o corpo assimila e não do que introduzimos em excesso. Porém, nosso corpo é um veículo evolutivo, e, como tal, assemelha-se aos nossos carros de locomoção: se deixarmos que o combustível termine, com certeza o motor se desgastará. Por fim, uma boa tranquilidade nervosa é determinante para uma boa digestão.

Conclusão

Todo este trabalho foi montado com o objetivo de informar a você que a vida pode ser mais simples do que se imagina. O estudo sobre a vida se faz necessário para possamos entender os processos aos quais estamos sujeitos no caminho do crescimento. Precisou o homem estudar a ciência, filosofia, biologia, matemática etc. para chegar à conclusão que tudo está em nossa essência, só precisamos não tentar manipular o que está em nosso habitat, mas nos entrosarmos com ele, unirmos, participarmos dele.

Se você que mora em um lugar que não tem muita vegetação nem opções naturais de alimentos pensa que está longe de auxiliar neste processo, engana-se, você pode ir ao supermercado escolher embalagens recicláveis, encaminhá-las aos locais apropriados, ir à feira e optar por alimentos orgânicos. Utilizar-se de técnicas ambientais para equilibrar suas energias em casa com plantas, alimentação saudável e união familiar. Tudo no universo foi criado para nos beneficiar, as faces opostas são necessárias para podermos exercer o nosso livre-arbítrio, não existe livre-arbítrio de uma opção. Não precisa ser PHD em estudos literários e científicos, basta ter sensibilidade e simplicidade.

Você deve estar se perguntando por que começamos a falar de holística, bioenergia, traços, cores, ambientes, vegetação, alimentação.

É uma tentativa de mostrar ao ser humano que somos muito mais que nosso corpo. Que vivemos em um universo interligados e que só o entendimento deste fato trará de volta o equilíbrio ao nosso Planeta. Ousando ler nos sintomas do corpo planetário, o estado do seu habitante, este Planeta é um ser vivo, em seus mares, rios e lagos correm as águas cada vez mais contaminadas, como o sangue do homem. A destruição das suas reservas naturais assemelha-se ao nosso sistema imunológico, cada vez mais enfraquecido, assim como nosso corpo físico, nosso planeta sofre com as agressões externas, que neste caso são atribuídas ao homem. Somos nós os radicais livres que, na tentativa de eliminar nossos desequilíbrios, descarregamos nossas toxinas no ambiente em que vivemos. No início falamos que a doença é resultado de atritos e desequilíbrios entre células, pois as células deste planeta somos nós, não resolverá criar antibióticos para eliminá-las, teremos que reeducar este organismo, auxiliar seu sistema imunológico a trabalhar, modificando os hábitos e trabalhando com a Mãe Natureza, que, amável e carinhosa, tenta incessantemente eliminar as energias concentradas na esfera planetária. Com suas chuvas, tenta levar e transmutar os miasmas que a mente humana transferiu para a terra, com seus padrões desarmoniosos.

A convergência do erro humano sobre o corpo planetário manifestou-se como espinhos, cardos, insetos e feras predadoras. A caixa de Pandora de formas astrais foi aberta pelas civilizações retardatárias, cujo livre-arbítrio e egoísmo desorientados perverteram as energias da vida até mesmo em outros sistemas de mundos.

Não estamos sós neste universo, o cúmulo da soberba humana é acreditar que Deus criou esta imensidão só para o homem. Em vez de tentar conquistar outros mundos em suas fracassadas viagens interplanetárias, deveria economizar esforços para recuperar o que danificou. Se o homem não aprender a cuidar do que recebeu, jamais receberá permissão de visitar outras esferas, pois poderá criar desequilíbrios maiores. O único passaporte para conhecer mundos mais evoluídos é o sentimento de Amor Crístico.

Desde que o sopro Divino foi lançado ao universo, o espírito começou a sua trajetória de aprendizado, cometeu muitos erros, com a missão de aprender, superar os instintos da alma, e acender a chama divina em seu coração.

A era de aquário traz um acoplamento de um campo mental planetário. Estamos no século XXI, completamos a maioridade, somos responsáveis por todos nossos atos e capazes de modificá-los. Honrar Pai e Mãe vai além de nosso entendimento em dimensões mentais. Honrar nosso Pai Celeste e nossa Mãe Natureza, é dessa união com energias superiores e densas, vindas da Terra, que surge o homem. Nada mais natural que buscar seu equilíbrio com a sua essência.

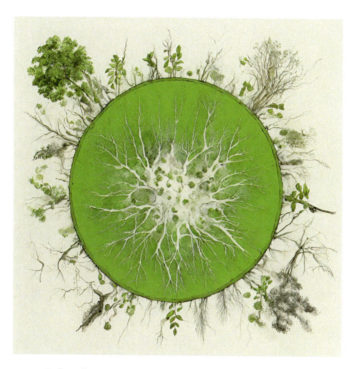

Minhas homenagens à ciência e a filosofia, que buscam uma razão para estarmos neste mundo. Necessárias sim, mas inúteis se tentarem ignorar o Criador.

Referências

Reiki – A cura natural – Cinira A. Palotta

Feng Shui – Editora Canaã

Feng Shui – **Guia básico** – Mukti Renate Dittrich

O poder da cromoterapia – Martin Claret

Medicina Natural – Dr. Márcio Bontempo

Cuide de sua saúde – Jaime Bruning

Medicina Alternativa – Elizabeth Brown

Cursos e Palestras – Clínica Linnea – Maria Inês L. Peres - CRT24668 - Terapeuta Holístico

Ervas e plantas que curam – Ed Escala

Manual de Homeopatia e Medicina Natural – Cultrix

Os Remédios Florais do Dr. Bach – Pensamento

Medicina Chinesa – O livro de ouro

Fitoterapia Chinesa e plantas Brasileiras – Dr. Alexandre Spyros Botsaris

Elucidações do Além – Hercílio Maes

A Medicina Natural ao Alcance de Todos – Manuel Lezaeta Acharán

Bioenergética – **Obras da biblioteca Martin Luther** – Canoas

Bioenergética – Escola de Terapias Holística – Centhaurus – Porto Alegre

www.greepeace.org

www.aao.org.br